Andreas Frodl

Taschenbuch Klinik- und Praxismanagement

W0084830

Medizinisch Wissenschaftliche Verlagsgesellschaft

Andreas Frodl

Taschenbuch Klinik- und Praxis- management

für Heil- und Pflegeberufe

 Medizinisch Wissenschaftliche Verlagsgesellschaft

Der Autor

Dipl.-Kfm. Dr. rer. pol. Andreas Frodl
Von-Kleist-Str. 18
85435 Erding

MWV Medizinisch Wissenschaftliche Verlagsgesellschaft mbH & Co. KG
Zimmerstraße 11
10969 Berlin
www.mwv-berlin.de

ISBN 978-3-941468-96-2

Bibliografische Information der Deutschen Nationalbibliothek
Die Deutsche Nationalbibliothek verzeichnet diese Publikation in der Deutschen Nationalbibliografie; detaillierte
bibliografische Informationen sind im Internet über http://dnb.d-nb.de abrufbar.

Produkt-/Projektmanagement: Susann Weber, Berlin
Lektorat: Monika Laut-Zimmermann, Berlin
Layout & Satz: eScriptum GmbH & Co KG – Publishing Services, Berlin
Druck: druckhaus köthen GmbH, Köthen

Zuschriften und Kritik an:
MWV Medizinisch Wissenschaftliche Verlagsgesellschaft mbH & Co. KG, Zimmerstraße 11, 10969 Berlin,
lektorat@mwv-berlin.de

Vorwort

Über betriebswirtschaftliche Grundlagen erfahren Angehörige der Heil- und Pflegeberufe im Rahmen ihrer Ausbildung so gut wie gar nichts. Und dennoch rückt Managementwissen mehr und mehr in den Vordergrund des Gesundheitswesens, insbesondere bei der Führung und Mitarbeit in einer Praxis oder im Klinikbetrieb.

Im Unterschied zu ausführlichen wissenschaftlichen Abhandlungen oder Loseblattsammlungen möchte dieses Taschenbuch Managementwissen für die Heil- und Pflegeberufe in möglichst kompakter Form zur Verfügung stellen. Es lässt sich problemlos in die Tasche stecken, um es bei Bedarf herauszuziehen oder sich in ein paar freien Minuten weiterzubilden. Denn: Zeit zu sparen und wirtschaftlich zu arbeiten ist gerade auch für das Management im Gesundheitswesen zunehmend wichtig.

Aus unterschiedlichen BWL-Themenfeldern werden die wichtigsten Problemstellungen aufgegriffen und die notwendigen Informationen auf wenige Seiten komprimiert. Zur Vertiefung der einzelnen Themen gibt es am Ende des jeweiligen Kapitels weiterführende Literaturhinweise.

Erding, Dezember 2012
Andreas Frodl

Inhalt

1 Mitarbeiter

1.1 Arbeitsrecht

Das **Arbeitsrecht** setzt sich aus einer Vielzahl von Gesetzen zusammen, die verschiedene Problemkreise des Erwerbslebens regeln. Die wichtigsten rechtlichen Grundlagen des Arbeitsrechts sind:

- **Arbeitnehmerschutz**: Kündigungsschutzgesetz (KündSchG), Mutterschutzgesetz (MuSchG), Jugendarbeitsschutzgesetz (JArbSchG), Schwerbehindertengesetz (SchwbG), Kündigungsfristengesetz (KündFG)
- **Arbeitszeit**: Arbeitszeitgesetz (ArbZG)
- **Lohn/Gehalt**: Tarifvertragsgesetz (TVG), Einkommensteuergesetz (EStG), Feiertagslohnzahlungsgesetz (FLZG), Lohnsteuerdurchführungsverordnung (LStDV)
- **Urlaub**: Bundesurlaubsgesetz (BUrlG)
- **Aus-/Weiterbildung**: Ausbildungsverordnungen, Berufsbildungsgesetz (BBiG)

- **Personaldatenschutz**: Bundesdatenschutzgesetz (BDSG)
- **Arbeitsstätte/Gewerbe**: Arbeitsstättenverordnung (ArbStVo), Gewerbeordnung (GewO)
- **Allgemeine Grundlagen**: Grundgesetz (GG), Bürgerliches Gesetzbuch (BGB), Handelsgesetzbuch (HGB)

Das individuelle Arbeitsrecht regelt das Arbeitsverhältnis zwischen Arbeitgeber und Arbeitnehmer. Im Mittelpunkt des individuellen Arbeitsrechts steht das einzelne Arbeitsverhältnis und der Arbeitsvertrag.

Das *kollektive* Arbeitsrecht bezieht sich auf alle Arbeitgeber-/Arbeitnehmer-Verhältnisse und erstreckt sich insbesondere auf das Tarifvertrags- und Mitbestimmungsrecht, auf arbeitsschutzrechtliche Bestimmungen, regelt aber auch etwa die Themen Streik und Aussperrung bei Arbeitskämpfen.

Im **Tarifvertragsrecht** regelt das *Tarifvertragsgesetz* (TVG) das Recht der Tarifverträge im Gesundheitswesen: Sie enthalten einerseits als **Rahmentarifvertrag** die Bedingungen für die Ermittlung des Entgeltes für die Mitarbeiter im Gesundheitswesen und werden andererseits als **Verbandstarifvertrag** zwischen „Arbeitgeberverbänden" (bspw. die *Arbeitsgemeinschaft zur Regelung der Arbeitsbedingungen der Arzthelferinnen/ Medizinischen Fachangestellten AAA* usw.) und der Vertretungen des Personals von Gesundheitsbetrieben (*Berufsverband der Arzt-, Zahnarzt- und Tierarzthelferinnen e.V. BdA,Verband medizinischer Fachberufe* usw.) abgeschlossen.

Während die betriebliche **Mitbestimmung** im Gesundheitswesen für die Betriebe in *privater* Rechtsform im *Betriebsver-*

fassungsgesetz (BetrVG) geregelt ist, treten an seine Stelle für Einrichtungen in *öffentlicher* Rechtsform landesspezifische *Personalvertretungsgesetze (PersVG)*. In privatwirtschaftlich organisierten Betrieben (GmbH, AG etc.) wird ein **Betriebsrat** von der Belegschaft gewählt. Die mitbestimmungspflichtigen Regelungen werden in **Betriebsvereinbarungen** festgehalten. In Gesundheitsbetrieben mit öffentlich-rechtlicher Trägerschaft (Anstalten, Eigenbetriebe etc.) tritt an die Stelle des Betriebsrats der **Personalrat** und an die Stelle der Betriebsvereinbarung die **Dienstvereinbarung**.

Das **Mitbestimmungsrecht** eines gewählten Betriebsrates im Gesundheitswesen, ohne dessen Einverständnis eine Maßnahme nicht durchgeführt werden kann, erstreckt sich beispielsweise auf Pausenregelung, Einführung von Schichtplänen, Alkohol- und Rauchverbot, Benutzung von Telefonen, Internet, Parkplatzvergabe, Überstunden, Betriebsurlaub, Urlaubsgrundsätze, Arbeitszeiterfassung, Zugangssysteme, Einführung von Treueprämien, Gratifikationen, Leistungsprämien etc.

Der Betriebsrat hat auch **Unterrichtungs- und Beratungsrechte**. Er ist beispielsweise rechtzeitig zu unterrichten über neue medizintechnische Anlagen und Behandlungseinrichtungen, die eingeführt werden sollen. Auch ist der Betriebsrat in der Regel vor jeder beabsichtigten *Kündigung* anzuhören, damit sie nicht aus formalen Gründen unwirksam wird.

1.2 Arbeitsvertrag

Der **Arbeitsvertrag** ist ein Unterfall des Dienstvertrages, der weitgehend eigenen Regeln folgt, auf den die Bestimmungen des Dienstvertrages jedoch ergänzend Anwendung fin-

Tab. 1   Inhalte des Arbeitsvertrags

Inhalte	Erläuterungen
Beginn	Vertragsbeginn
Kündigungsfristen	Kündigungsfrist des Arbeitsverhältnisses, (Orientierung an gesetzlicher Kündigungsfrist)
Vertragsparteien	Arbeitgeber und Arbeitnehmer mit Vorname, Name und Anschrift
Probezeit	Dauer und Kündigungsfrist während der Probezeit
Tätigkeit	Berufs-/Tätigkeitsbezeichnung, Tätigkeitsbeschreibung mit Aufführung aller Tätigkeiten und eventuellen Vollmachten
Arbeitszeit	Überstundenregelung, regelmäßige Arbeitszeit
Vergütung	Vergütung mit Höhe, Steigerung, Art, Fälligkeit und Auszahlungsweise des Gehaltes, zusätzliche Leistungen, wie bspw. Beiträge zur Vermögensbildung, Unfallversicherung, Verpflegungszuschuss, Arbeitskleidung etc.
Urlaub	Urlaubsregelung
Unterschriften	Ort, Datum und Unterschrift von Arbeitgeber und -nehmer

den. Im **Dienstvertrag** verpflichtet sich eine Person zur Leistung von vereinbarten Diensten und der Auftraggeber zur Zahlung der vereinbarten Vergütung. Der Dienstvertrag unterscheidet sich vom **Werkvertrag** dadurch, dass nur die Dienstleistung geschuldet wird, nicht jedoch deren Erfolg.

Im Arbeitsvertrag verpflichtet sich der Arbeitnehmer, im Dienste des Gesundheitsbetriebes als Arbeitgeber nach dessen Weisungen Arbeit zu leisten, wofür der Arbeitgeber ein Entgelt zu zahlen hat. Der Arbeitsvertrag ist grundsätzlich formlos. Ein ausbildender Gesundheitsbetrieb ist jedoch verpflichtet, den wesentlichen Inhalt eines **Ausbildungsvertrages** schriftlich niederzulegen (s. Tab. 1).

Je nach arbeitsvertraglicher Regelung lassen sich verschiedene Arten des **Arbeitsverhältnisses** unterscheiden:

- **Dauerarbeitsverhältnis**: Wird durch einen Arbeitsvertrag begründet, der nicht auf Probe oder befristet, sondern auf unbestimmte Zeit abgeschlossen ist und damit den gesetzlichen Kündigungsfristen unterliegt.
- **Befristetes Arbeitsverhältnis**: Kann für einen kalendermäßig festgelegten Zeitraum abgeschlossen werden, wenn hierfür ein sachlicher Grund vorliegt.
- **Arbeitsverhältnis auf Probe**: Echtes Arbeitsverhältnis mit allen sich daraus ergebenden Rechten und Pflichten, das allerdings mit einer kürzeren Frist kündbar ist.
- **Teilzeitarbeitsverhältnis**: Arbeitsverhältnisse mit einer kürzeren als der regelmäßigen üblichen Arbeitszeit.

Zu den wichtigsten Arbeit*nehmer*pflichten zählen:

- **Arbeitsleistung als Hauptpflicht**: Muss erbracht werden, wie im Arbeitsvertrag vorgesehen bzw. auf Weisung des Arbeitsgebers.
- **Treue- und Verschwiegenheitspflichten**: Ärztliche Schweigepflicht, Schutz von Patientendaten usw.
- **Art der zu leistenden Arbeit**: Mitarbeiter sind zu der im Arbeitsvertrag vereinbarten Arbeitsleistung verpflichtet.
- **Haftung**: Für Schäden aus einer unerlaubten Handlung.
- **Pflicht zur Mitteilung drohender Schäden**: Bspw. Gefährdung durch Materialfehler usw.

Zu den wichtigsten Arbeit*geber*pflichten zählen:

- **Bezahlung als Hauptpflicht**: Für die vom Arbeitnehmer erhaltene Leistung.
- **Urlaub**: Gesetzlich bezahlter Mindesturlaub.
- **Fürsorgepflichten**: Geeignete Arbeitsstätten, korrekte Behandlung der Mitarbeiter, Geheimhaltung persönlicher Mitarbeiterdaten etc.
- **Entgeltfortzahlungspflicht**: Wenn die Arbeitnehmer nur für eine kurze Zeit durch einen in ihrer Person liegenden Grund ohne ihr Verschulden an der Arbeitsleistung verhindert sind.

1.3 Führung

Je nachdem, ob eine Führungskraft mehr mit den Mitteln der
Autorität, des Drucks und Zwangs oder mehr mit den Mitteln
der Überzeugung, der Kooperation und Partizipation am Füh-
rungsprozess vorgeht, wendet sie einen unterschiedlichen **Führungsstil** an. Zu den bekanntesten Führungsstilen zählen:

- **Kooperativ, partizipativ**: Gespräche und Abstim-
  mung zwischen Führungskraft und Mitarbeiter stehen im Vordergrund; die Führungskraft fördert die
  Mitarbeiter und ihre Leistungsbereitschaft, lässt
  Kreativität zu und gibt wichtige Informationen wei-
  ter; persönlicher Freiheitsbereich der Mitarbeiter
  wächst und die Übernahme von Verantwortung wird
  auf sie verlagert.
- **Hierarchisch, autoritär**: Führungskraft entscheidet
  und kontrolliert, die Mitarbeiter führen aus; der persönliche Freiheitsbereich der Mitarbeiter ist gering;
  enge Kontrolle sowie soziale Distanz zwischen Vorgesetzten und Mitarbeitern.
- **Charismatisch**: Beruht auf Ausstrahlung einer Person und der durch sie geschaffenen Ordnung, ruft
  meist absolute Loyalität der Mitarbeiter hervor, Dis-
  kussionen und Befehle sind nebensächlich.
- **Laissez-faire, Selbstverwaltung**: Mitarbeiter werden
  weitestgehend sich selbst überlassen und haben
  größtmögliche Freiheit; die Führungskraft zeigt ge-
  ringe Anteilnahme an den Erwartungen, Bedürfnis-
  sen und Problemen der Mitarbeiter; Entscheidungen
  und Kontrollen liegen bei ihnen selbst.

Da der *kooperative* Führungsstil im Vergleich zum *autoritären* Führungsstil eine Reihe von überwiegenden Vorteilen aufweist, sollte die Praktizierung eines *kooperativen* Führungsverhaltens bevorzugt werden.

Zu den **Führungstechniken** werden verschiedene Verfahrensweisen, Maßnahmen und Instrumente gezählt, die zur Bewältigung der Führungsaufgaben und zur Verwirklichung der vorgegebenen Ziele eingesetzt werden können, wie die Veränderung der **Arbeitsstrukturierung** durch

- **job enrichment** (Arbeitsbereicherung): Erweiterung der Tätigkeiten um anspruchsvoller Aufgaben auf einem höheren Anforderungsniveau.
- **job rotation** (Arbeitsplatzwechsel): Systematischer Austausch von Aufgaben und Tätigkeiten durch regelmäßige und organisierte Stellenwechsel.
- **job enlargement** (Aufgabenerweiterung): Veränderung der Arbeitsorganisation auf dem gleichen Anforderungsniveau durch Übernahme zusätzlicher Tätigkeiten.

Häufig werden die Techniken auch als Führungs- oder Managementprinzipien bezeichnet. Sie bauen in der Regel alle auf dem kooperativen Führungsstil auf und setzen sich aus einer Vielzahl von Instrumenten zusammen, die meist unter der Bezeichnung „Management by ..." zum Teil bekannte Prinzipien mit neuen Namen belegen:

- **Management by results** (Ergebnisorientierung): Führungskraft gibt die Ziele vor und kontrolliert die Ergebnisse der Aufgabenwahrnehmung durch den Mitarbeiter.

- **Management by delegation** (Aufgabendelegation): Entscheidungsfreiheit und Verantwortung werden konsequent auf die Mitarbeiter übertragen, unter Berücksichtigung klarer Abgrenzung von Kompetenz und Verantwortung der übertragenen Aufgabenbereiche, um mögliche Konflikte zu vermeiden.
- **Management by objectives** (Zielvereinbarung): Führungskräfte und Mitarbeiter legen gemeinsam bestimmte Ziele fest, die der Mitarbeiter in seinem Arbeitsbereich realisieren soll, wobei der Mitarbeiter im Rahmen seines Aufgabenbereichs selbst entscheiden kann, auf welchem Weg die vorgegebenen Ziele erreicht werden, und die Führungskraft sich auf die Kontrolle der Zielerreichung beschränkt.
- **Management by exception** (Ausnahmeprinzip): Führungskraft greift nur bei unvorhergesehenen Ausnahmesituationen und in ungewöhnlichen Fällen ein, sodass sich im Normalfall die Verantwortung allein bei dem mit der Aufgabe betrauten Mitarbeiter befindet.

1.4 Motivation

Die Motivationstheorien gehen überwiegend davon aus, dass das menschliche Verhalten zunächst von *eigenen* Antrieben geprägt ist. Der Begriff der **Motivation** beschreibt jene Vorgänge, die in der Umgangssprache mit Streben, Wollen, Begehren, Drang usw. gekennzeichnet und somit auch als Ursache für das Verhalten der Mitarbeiter im Gesundheitswesen angesehen werden können.

Die bekanntesten klassischen **Motivationstheorien** sind:

- **X-Y-Theorie nach D. McGregor (1906–1964)**: Entweder sind die Mitarbeiter antriebslos, träge und erwarten einen autoritären Führungsstil mit Belohnung, Bestrafung, Anweisungen (X-Theorie) oder sie sind interessiert, fleißig, übernehmen aktiv Verantwortung, haben Freude an ihrer Tätigkeit und erwarten ein kooperatives Führungsverhalten (Y-Theorie).

- **Bedürfnishierarchie von A. Maslow (1908–1979)**: Der Mensch versucht zunächst seine Primärbedürfnisse (physiologische Bedürfnisse wie Essen, Trinken, Schlafen etc.) zu befriedigen und danach seine Sekundärbedürfnisse, in folgender Reihenfolge: Sicherheitsbedürfnisse, soziale Bedürfnisse, Selbstverwirklichung.

- **Zweifaktorentheorie der Arbeitszufriedenheit von F. Herzberg (1923–2000)**: Es gibt sog. Motivatoren (bspw. Anerkennung, Leistung, Verantwortung etc.). Sie beziehen sich auf den Arbeitsinhalt und erzeugen Arbeitszufriedenheit. Hygienefaktoren als Rand- und Folgebedingungen der Arbeit (bspw. Führungsstil, Entlohnung, Arbeitsbedingungen etc.) vermeiden Unzufriedenheit.

- **Anreiz-Beitrags-Theorie von J. March (geb. 1928) und H. Simon (1916–2001)**: Mitarbeiter empfangen Anreize nicht nur monetärer Art und erbringen dafür bspw. die Arbeitsleistung als Beitrag.

Die neuere Motivationsforschung nach J. *Barbuto* und R. *Scholl* (1998) geht zunächst von *intrinsischer* Motivation aus, die auf der Freude an einer Aufgabe, auf der damit verbunden Herausforderung oder auf der Möglichkeit zur Selbstverwirklichung basiert:

- **Internes Selbstverständnis (internal self concept):** Verhalten und Werte der Mitarbeiter orientieren sich an eigenen Standards und Maßstäben.
- **Interne Prozessmotivation (intrinsic process):** Mitarbeiter bewältigen eine Aufgabe um ihrer selbst Willen.

Bei der *extrinsischen* Motivation stehen die Erwartung von Vorteilen und die Vermeidung von Nachteilen im Vordergrund:

- **Externes Selbstverständnis (external self concept):** Quelle des Selbstverständnisses und die Idealvorstellung kommen überwiegend aus der Rolle und den Erwartungen des Klinik- oder Praxisumfeldes.
- **Instrumentelle Motivation (instrumental motivation):** Verhalten ist im Wesentlichen geleitet von der Aussicht auf konkrete Vorteile oder Belohnungen.
- **Internalisierung von Zielen (goal internalization):** Mitarbeiter identifizieren sich mit den Zielen des Klinik- oder Praxisbetriebs.

Für die medizinischen und pflegerischen Berufe ist sicherlich das Heilen und anderen Menschen damit zu helfen als eine der wesentlichen intrinsischen Motivationsquellen anzusehen. Extrinsische Motivationsquellen wie Erwartungserfüllungen, Anerkenntnis, Wertschätzung, Respekt, Belohnungen und gemeinsame Zielsetzungen können dies verstärken. Darauf aufbauend lassen sich üblicherweise durch ein System von *materiellen* und *immateriellen* Anreizen Leistungspotenziale aktivieren.

1.5 Mitarbeitergespräch

Das regelmäßige, häufig jährliche **Beurteilungsgespräch** dient der Einschätzung der Arbeitsqualität eines Mitarbeiters, der qualifizierten Rückmeldung seiner Leistungen und der Vereinbarung gemeinsamer Wege zur Zielerreichung und optimalen Aufgabenerfüllung. Bei **Zielvereinbarungsgesprächen** steht die aktive Beteiligung und Übertragung von Verantwortung an Mitarbeiter im Vordergrund. Dabei geht es nicht um einseitige Zieldiktate, sondern vielmehr um die gemeinsame Festlegung von Arbeitszielen und Ergebnissen zwischen Führungskraft und Mitarbeiter. Dazu müssen die Ziele

- eindeutig und konkret formuliert sein,
- dürfen keine Unter- oder Überforderung für den Mitarbeiter darstellen,
- müssen vereinbart und dokumentiert werden und
- nach Ablauf einer vorgegebenen Zeit hinsichtlich ihrer Erreichung überprüft werden.

Potenzialentwicklungsgespräche orientieren sich an

- zukünftigen Entwicklungen,
- an den derzeitigen und zukünftigen Aufgaben des Mitarbeiters, sowie
- seinen persönlichen Vorstellungen und Erwartungen über die berufliche Weiterentwicklung.

Sie sollen ein möglichst genaues Bild von seinen genutzten bzw. ungenutzten Qualifikationen und sozialen Kompetenzen aufzeigen, um ihn seinen Fähigkeiten entsprechend, mit dem Ziele einer höheren Arbeitszufriedenheit und verbesserter Arbeitserfolge einsetzen zu können.

Die Basis für ein Mitarbeitergespräch sollte eine offene Gesprächskultur sein, die von Verantwortung und Fairness geprägt ist und in erster Linie auch durch Zuhören und Verbindlichkeit (s. Tab. 2).

Oft ist die Zielvereinbarung Bestandteil jährlicher Mitarbeitergespräche, was die Gefahr einer einseitigen Ausrichtung der Gesprächsführung und -inhalte birgt. Mitarbeitergespräche sollten eher auch dazu genutzt werden, das Vorgesetzten-Mitarbeiter-Verhältnis zu verbessern und die positive Grundhaltung zum Klinik- bzw. Praxisbetrieb zu fördern.

1.6 Beurteilung

Die **Mitarbeiterbeurteilung** wird als vergangenheitsbezogene Überprüfung der Ist-Leistung (Leistungsbeurteilung) oder zur Erfassung des Entwicklungspotenzials im Hinblick auf eine zukünftige Aufgabenstellung (Eignungs- und Entwicklungsbeurteilung) in der Regel in Zusammenhang mit einem jährlichen Mitarbeitergespräch durchgeführt. Häufigste Anlässe sind:

- Eine zielgerichtete Personalentwicklung,
- interne Versetzungen,
- der Wechsel von Vorgesetzten,
- die Beendigung eines Arbeitsverhältnisses (Grundlage für ein Arbeitszeugnis).

Tab. 2 Beispielablauf Mitarbeitergespräch

Phase	Inhalte
Einleitung	Persönliches Gespräch unter vier Augen; offene und vertrauensvolle Gesprächsatmosphäre; Hinweis auf gute Arbeitsergebnisse; Betonung bisheriger guter Zusammenarbeit; Mitteilung der Gesamtbewertung vorab.
Einschätzung und Diskussion	Darlegung der Stärken und Schwächen des Mitarbeiters; Begründung, ohne zu verletzen; Anerkennung aussprechen und Fähigkeiten aufzeigen; Gelegenheit zur Stellungnahme geben.
Übereinstimmung	Information über die eigene Leistungseinschätzung des Mitarbeiters; Erzielen von Einigung über Leistungsstand, Leistungsentwicklung im Beurteilungszeitraum und Aufzeigen realistischer Entwicklungsmöglichkeiten.
Zielsetzungen	Festhalten von Leistungszielen und Maßnahmen zur Leistungsverbesserung; Formulierung und Fixierung von Qualifizierungszielen; Vereinbarung konkreter Entwicklungsmaßnahmen.
Resumée	Zusammenfassung zentraler Inhalte des Gesprächs; positiver Gesprächsausklang.

Häufig vorkommende **Beurteilungsfehler** werden nicht als solche erkannt und können zu vorschnell gefassten Fehlurteilen durch Wahrnehmungsverzerrungen, falsche Maßstabsanwendung oder gar bewusste Verfälschung führen (*Berthel* 2012):

- Bevorzugung mittlerer Urteilswerte (Tendenz zur Mitte).
- Zu hohes/zu niedriges Anspruchsniveau (Tendenz zur Strenge/Milde).
- Sympathische/unsympathische Mitarbeiter werden besser/schlechter beurteilt (Sympathie/Antipathie).
- Je höher die Position, desto besser die Beurteilung (Hierarchie-Effekt).
- Ein einzelnes Beurteilungsmerkmal strahlt auf mehrere andere aus (Halo-Effekt).
- Es wird ausschließlich auf Ereignisse abgestellt, die erst kürzlich stattgefunden haben (Recency-Effekt).
- Längere Zeit schlecht beurteilte Mitarbeiter werden unterschätzt (Kleber-Effekt).
- Es werden ausschließlich Ereignisse berücksichtigt, die vor langer Zeit stattgefunden haben (Primacy-Effekt).

Ist die Beurteilung *zusammenfassend*, wird der Gesamteindruck des Mitarbeiters in Form eines meist freien Kurzgutachtens bewertet. Bei der *analytischen* Beurteilung entsteht das Gesamturteil aus bewerteten Einzelmerkmalen über vorgegebene **Beurteilungskriterien**, Eigenschaftskataloge oder Einstufungen (s. Tab. 3).

Anhand der Kriterien erfolgt eine Bewertung des jeweiligen Erreichungsgrades durch Beurteilungsstufen, die die Beurteilung graduell einordnen:

- **Stufe 1**: Aufgabengebiet wird weit überragt; arbeitet in jeder Hinsicht fehlerfrei = Leistung und Befähigung übertreffen bei weitem die Anforderungen

Tab. 3   Beispiele für Beurteilungskriterien

Kriterien	Erläuterung
Patientenorientierung	Erzeugung von Patientenbindung, Schnelligkeit und Präzision in der Patientenbetreuung
Unternehmerische Orientierung	Identifikation mit Zielen und Strategien des Klinik- bzw. Praxisbetriebs, Berücksichtigen von Gesamtzusammenhängen, Effizienz und Kostenbewusstsein, Veränderungsbereitschaft
Zielorientierung	Umsetzung von Zielvorgaben, Organisationseffizienz, Anwendung von Fachwissen
Persönliche Orientierung	Zielstrebigkeit, Ausdauer, Selbstmanagement, Stabilität
Teamorientierung	Kommunikationsfähigkeit, Konflikthandhabung, Teamförderung
Führungsorientierung	Motivationsfähigkeit, Zielerarbeitung, Durchsetzungsvermögen

- **Stufe 2**: Aufgabengebiet wird überragt; arbeitet selbstständig, sorgfältig und termingerecht = Leistung und Befähigung reichen über die Anforderungen hinaus
- **Stufe 3**: Aufgabengebiet wird beherrscht; arbeitet meist selbstständig, sorgfältig und termingerecht = Leistung und Befähigung entsprechen den Anforderungen
- **Stufe 4**: Aufgabengebiet wird überwiegend beherrscht; arbeitet manchmal flüchtig und dadurch fehlerhaft; muss gelegentlich an Termine erinnert werden = Leis-

tung und Befähigung müssen teilweise den Anforderungen noch angepasst werden
- **Stufe 5**: Ist den Aufgaben nicht gewachsen; arbeitet fehlerhaft; unselbstständig; hält Termine nicht ein = Leistung und Befähigung entsprechen (noch) nicht den Anforderungen

1.7 Konflikthandhabung

Konflikte stellen gegensätzliches Verhalten dar, das auf mangelnder gegenseitiger Sympathie, unterschiedlichen Interessen, Widerstreit von Motiven oder Konkurrenzdenken beruht. Konflikte müssen in Verhandlungs- und Schlichtungsprozessen einer zumindest vorläufigen Lösung zugeführt werden, damit das Arbeitsergebnis und damit der wirtschaftliche Erfolg nicht darunter leiden.

Persönlichkeitsmerkmale sind meist nicht die alleinige Ursache von Konflikten, sie können aber Auslöser bzw. Verstärker von Konflikten sein, oder aber auch, trotz objektiv vorhandenem Anlass, die Entstehung von Konflikten verhindern bzw. den Verlauf und die Auswirkungen von Konflikten glätten.

Unterschiedliche **Konflikttypen** resultieren daraus, dass Konflikte in einer Person selbst begründet sein können (intrapersonelle Konflikte) oder zwischen zwei und mehreren Personen vorliegen (interpersonelle Konflikte), in Form von

- Konflikten zwischen zwei Mitarbeitern,
- zwischen einer Gruppe von Mitarbeitern und einzelnen Personen oder
- zwischen Gruppen von Mitarbeitern.

Die **Konfliktverlaufsformen** sind unterschiedlich und können gravierende Auswirkungen auf die zukünftige Zusammenarbeit haben (s. Tab. 4).

Bei der **Konfliktbewältigung** wird versucht, Konflikte durch Schlichtung zwischen den konträren Seiten zumindest zeitweise beizulegen, ihre Ursachen zu ermitteln und diese soweit möglich zum Zwecke einer langfristigen Beruhigung der Situation und eines möglichst konfliktfreien Arbeitens zu beseitigen:

- **Gemeinsames Problemlösen**: Unter Beteiligung eines Schlichters müssen sich beide Seiten gemeinsam an einen Tisch setzen, das Problem definieren und Lösungsmöglichkeiten entwickeln.
- **Konfliktschlichtung**: Beide Seiten werden gezwungen, die vom Schlichter genannte Problemlösung zu akzeptieren.
- **Vorgabe von Konfliktverlaufsregeln**: Sie hat zum Ziel, dass durch Auseinandersetzungen von Mitarbeitern beispielsweise nicht die Leistungen des Unternehmens beeinträchtigt werden.
- **Steuerung des Konfliktverlaufs**: Bspw. durch das Aufzeigen bisher in der Auseinandersetzung nicht berücksichtigter Lösungsalternativen oder das Schaffen neuer Randbedingungen.

Strafandrohungen oder Zufallsurteile (Münzwurf) stellen keine geeigneten Alternativen der Konflikthandhabung dar, da vorhandene Konfliktursachen dadurch nicht beseitigt, sondern in ihrer Wirkung oft verstärkt werden oder die

Tab. 4 Beispiele für Konfliktverlaufsformen

Verlaufsform	Beschreibung
Konfliktunterdrückung	Partei, die die entsprechende Macht besitzt (bspw. Vorgesetzte) lässt einen offenen Konflikt nicht zu und beendet den Konflikt dadurch.
Offene Konfliktaustragung	Beide Parteien versuchen ihre gegensätzlichen Interessen zu verwirklichen; der erlangte Vorteil der einen Seite geht dabei zu Lasten der anderen Seite oder durch Kompromisse und damit einem Zurückstecken beider Seiten wird eine Problemlösung erzielt.
Konfliktvermeidung	Obwohl Spannungspotenzial vorhanden ist, werden keine Konfliktaktivitäten ergriffen; eine Partei begibt sich durch Vorwegnahme des für sie negativen Ergebnisses in die Verlierer-Position (Rückzugsverhalten).
Konfliktumleitung	Das aufgestaute Frustrationspotenzial wird aufgrund einer zu gering eingeschätzten „Macht" und zu geringen Aussichten auf Erfolg an anderen Mitarbeitern ausgelassen.
Konfliktübersprung	Konfliktumleitungen in den privaten Bereich oder in das persönliche, familiäre Umfeld.

unterlegene Seite oftmals weiterhin an der von ihr vertretenen Position festhält, sodass eine erneute Auseinandersetzung wahrscheinlich ist.

1.8 Rekrutierung

Die Personalbedarfsberechnung erfolgt häufig in **Personentagen** (PT), oder **Vollzeitkapazitäten** (VZK). bzw. **Full Time Equivalents** (FTE) und lässt sich stark vereinfacht nach folgendem Ansatz durchführen:

>>> *(ø Arbeitsmenge * ø Bearbeitungszeit * Fehlzeitenfaktor) ÷ ø Arbeitsstunden*

Der Fehlzeitenfaktor setzt sich als Erfahrungswert aus im Arbeitsprozess unregelmäßig anfallenden Ausfallzeiten, wie Ermüdung, Wartezeiten, Nebenarbeiten usw. zusammen.

Bei der *qualitativen* Personalbedarfsermittlung sind *fachliche und persönliche* Qualifikationsmerkmale zu berücksichtigen, wie bspw. geistige und körperliche Fähigkeiten (Schulausbildung, Fachkenntnisse, Abstraktionsvermögen, Flexibilität, Kraft, Geschicklichkeit, manuelle Fertigkeiten), sowie Verantwortungsbewusstsein, Sorgfalt, Arbeitsbewältigung, Anstrengungsbereitschaft, Einsatzwille und persönliche Eigenschaften.

Auch ist zu berücksichtigen, ob die Veränderungen des Personalbestandes und des Arbeitsanfalls dauerhaft oder nur vorübergehend sind.

Für die **Personalauswahl** stehen Auswahltechniken zur Verfügung, wie die Analyse vergangenheitsbezogener Merkmale, Testverfahren oder die Simulation möglichst realitätsnaher Situationen des Arbeitsalltags.

Die Analyse von **Bewerbungsunterlagen** eignet sich für Auswahl in Krankenhäusern, Arztpraxen, Pflegeeinrichtungen etc.: Durchsicht mit Überprüfung von äußerem Eindruck (Zusammenfügung, Ordnung, Art der Unterlagen etc.), Bewerbungsschreiben (Gestaltung, Inhalt, Sprachstil etc.), Foto (Art, Herstellung, Aktualität etc.), Lebenslauf (tabellarisch, handschriftlich, Zeitabfolge der Lebensstationen, Tätigkeiten etc.), Schul-/Arbeitszeugnisse (Dauer, Art und Umfang der bisherigen Beschäftigung, Termine und Gründe der Beendigung, Aussagen zu Leistung und Führung etc.).

Vorstellungsgespräche eignen sich für alle Bewerber nach Vorauswahl anhand der Bewerbungsunterlagen als *freies* Vorstellungsgespräch (Inhalt und -ablauf sind nicht vorgegeben, der Verlauf ist flexibel gestaltbar) oder *strukturiertes* Vorstellungsgespräch (Vorgabe des Verlaufs oder zu klärender Fragen).

Arbeitsproben eignen sich für praktische Tätigkeiten (bspw. im Dentallabor) und vermitteln einen unmittelbaren Eindruck in die fachlichen Qualifikationen und praktischen Fähigkeiten der Bewerber.

Das Einholen von **Referenzen** ist aufgrund des Aufwands in erster Linie für die Auswahl von Führungskräften geeignet (leitende Ärzte, Pflegeleitung, Krankenhausmanager etc.), wobei die Aussagekraft aufgrund der von den Arbeitssuchenden vorgeschlagen Auskunftspersonen umstritten ist.

Das Einholen von **Auskünften** ist ebenfalls nur bedingt geeignet und beim derzeitigen oder früheren Arbeitgeber auch ohne Wissen und Zustimmung der Bewerber möglich, bei noch bestehenden Arbeitsverhältnissen allerdings erst nach erfolgter Kündigung.

Einstellungstests sind aufgrund des Aufwands in erster Linie für die Auswahl von größeren Bewerbergruppen geeignet, in Form von

- **Persönlichkeitstests**: Feststellung von Wesensmerkmalen des Bewerbers, die weitgehend situationsunabhängig sind,
- **Leistungstests**: Messung von Merkmalen wie Konzentrationsfähigkeit, Leistungsfähigkeit, Aufmerksamkeit,
- **Intelligenztests**: Feststellung einzelner Fähigkeiten des Bewerbers.

Assessment-Center als Gruppenauswahlverfahren mit mehreren Aufgabenstellungen, um Probleme wie die Vergleichbarkeit einzelner Vorstellungsgespräche zu verbessern, sind aufgrund des Aufwands ebenfalls nur für die Auswahl von größeren Bewerbergruppen geeignet.

Für die **Personaleinführung** bieten sich Einarbeitungspläne, Patenfunktionen oder Mentorensysteme an.

1.9 Arbeitsorganisation

Die einzelnen Arbeitsaufgaben werden in einer **Stellenbeschreibung** zusammen mit den fachlichen und persönlichen Anforderungen an den Stelleninhaber, den Kompetenzen, Verantwortungsbereichen sowie der Bezeichnung und hierarchischen Einordnung der Stelle dokumentiert.

Die **Arbeitszeit** richtet sich zunächst nach dem Zeitbedarf für die Aufgabenerledigung und nach den gesetzlichen Rahmenbedingungen des *Arbeitszeitgesetzes (ArbZG)*. Zu den gängigsten Modellen zählen:

- Vollzeit
- Gleitzeit
- Teilzeitarbeit
- Schichtarbeit

Bei der **Gleitzeit** können die Mitarbeiter in der Regel um eine feste Kernzeit ihre Arbeitsstunden (bei Einhaltung einer Gesamtstundenzahl) variieren.

Die **Teilzeitarbeit** liegt dann vor, wenn die regelmäßige Wochenarbeitszeit kürzer ist, als diejenige vergleichbarer Vollzeitbeschäftigter:

- Geringfügige Beschäftigung
- Reduzierung der täglichen Arbeitszeit
- Wegfall ganzer Arbeitstage
- Anpassung der Arbeitszeit an den Arbeitsanfall (Abrufarbeit)
- Stellenteilung (Job sharing)
- Abgeltung der über mehrere Jahre geleisteten Mehrarbeit in einem längeren Urlaub mit Hilfe eines Arbeitszeitkonto (Sabbatmonat/-jahr)
- Altersteilzeitarbeit

Die **Halbtagsarbeit** ist eine der häufigsten Formen der Reduzierung täglicher Arbeitszeit. Bei ihr wird die Hälfte der betrieblichen Arbeitszeit gleich bleibend vor- oder nachmittags erbracht. Eine **Geringfügige Beschäftigung** liegt in den Formen der geringfügig entlohnten Beschäftigung bzw. der kurzfristigen Beschäftigung vor (s. Tab. 5).

Beim **Job sharing** teilen sich zwei oder mehrere Mitarbeiter bei vorgegebener Gesamtarbeitszeit einen Arbeitsplatz.

Auch das sogenannte **Sabbatical** steht für eine jährliche Teilzeitarbeit oder Auszeit. Die **Schichtarbeit** stellt die Aufteilung der Gesamtarbeitszeit in einen Arbeitsrhythmus mit regelmäßig wechselnder Besetzung der Arbeitsplätze dar.

Die **Arbeitsergonomie** befasst sich mit der Anpassung der Arbeitsbedingungen an die Eigenschaften des menschlichen Organismus. Dazu enthalten die *Arbeitsstättenverordnung (ArbStVO)* und die *Deutsche Industrienorm (DIN)* 33 400 Anforderungen an Arbeitsplätze und -mittel.

Für **Lärm** am Arbeitsplatz gilt, dass sich ab einer dauerhaften Lärmeinwirkung von ca. 30 dB psychische Reaktionen des menschlichen Organismus annehmen lassen.

Tab. 5 Geringfügige Beschäftigung

Arten	Regelungen
Geringfügig entlohnte Beschäftigung	Weniger als 15 Std. wöchentlich
	Hinzuverdienstgrenze
	Arbeitsentgelt < 1/6 des Gesamteinkommens
Kurzfristige Beschäftigung	Nicht berufsmäßig ausgeübt
	Auf 50 Tage begrenzt
	Auf 2 Monate begrenzt

Da ungefähr 80% aller Sinneseindrücke am Arbeitsplatz optischer Natur sind, spielt die richtige **Beleuchtung** eine wesentliche Rolle:

- **OP-/Behandlungsbereich**: mindestens 500 Lux bis 2000 Lux,
- **Verwaltungsbereich (Büroarbeit)**: 250 bis 500 Lux,
- **Aufenthaltsräume**: 80 bis 125 Lux.

Als optimale **Arbeitstemperatur** bei als körperlich leicht einzustufenden Arbeiten werden zwischen 19 und 23°C angesehen.

Die **Luftwechselrate** (Verhältnis der in einer Stunde zugeführten Frischluftmenge zum Rauminhalt) sollte in normalen Arbeitsräumen 3 bis 6, in geruchsintensiven, mit Emissionen behafteten Räumen zwischen 6 bis 16 betragen.

1.10 Aus- und Weiterbildung

Aufgabenorientierte Lernprozesse der klassischen Aus- und Weiterbildung sind wichtig, um im Rahmen der **Personalentwicklung** bei den Mitarbeitern die Qualifikationen aufzubauen und weiterzuentwickeln, die sie für die Erfüllung ihrer beruflichen Aufgaben im Klinik- und Praxisbetrieb benötigen.

Sofern es sich nicht um ein rein fachliche Qualifikationsmaßnahmen wie einen Röntgenkurs oder ähnliches handelt, findet der Bildungsprozess möglichst „near-the-job" statt (s. Tab. 6).

Tab. 6 Qualifikationsmaßnahmen

Bezeichnung	Beschreibung
near the job	Regelmäßige Abwechslung von externer Schulung und praktischer Umsetzung am Arbeitsplatz (bspw. duales Ausbildungssystem)
off the job	Externe Weiterbildung (Seminare, Lehrgänge, Tagungen außerhalb des Gesundheitsbetriebs)
into the job	Hinführung zu einer neuen Tätigkeit
on the job	Direkte Maßnahme am Arbeitsplatz (planmäßiger Arbeitsplatzwechsel, Urlaubs-/Krankheitsvertretung, Sonderaufgaben)

Die berufliche **Ausbildung** im Gesundheitswesen erfolgt in der Regel in einem *dualen System*, d.h. die praktische Ausbildung im Betrieb wird durch einen ausbildungsbegleitenden Schulbesuch ergänzt. Die Ausbildungsinhalte richten sich nach den jeweiligen Verordnungen über die Berufsausbildung, die allerdings nur den betrieblichen Teil der Ausbildung regelt. Der schulische Teil fällt in die Zuständigkeit der einzelnen Bundesländer und richtet sich nach dem jeweiligen Lehrplan für die einzelnen Schularten. Die während der Ausbildungszeit zu vermittelnden Fertigkeiten und Kenntnisse sind verbindlich für alle Ausbildungsstätten festgelegt. Es ist Aufgabe des Klinik- oder Praxisbetriebes, auf der Grundlage des Ausbildungsrahmenplanes einen sachlich und zeitlich gegliederten Ausbildungsplan zu erstellen.

Für das **Studium** der Humanmedizin bestehen an allen Hochschulen der Bundesrepublik Deutschland Zulassungsbeschränkungen, sodass die Studienplätze zentral durch die *Zentralstelle für die Vergabe von Studienplätzen (ZVS)* oder von den Hochschulen in einem eigenen Auswahlverfahren vergeben werden. Maßgeblich für die ärztliche Ausbildung und den Zugang zum ärztlichen Beruf sind die *Bundesärzteordnung (BÄO)* und die aufgrund dieses Gesetzes erlassene *Approbationsordnung für Ärzte (ÄAppO)*, nach denen die ärztliche Ausbildung ein Hochschulstudium der Medizin (mindestens sechs Jahren und drei Monaten inklusive der Prüfungszeiten), eine zusammenhängende praktische Ausbildung in Krankenanstalten von achtundvierzig Wochen im letzten Jahr des Studiums, eine Ausbildung in Erster Hilfe, einen Krankenpflegedienst von drei Monaten, eine Famulatur von vier Monaten, eine Prüfung nach zwei Jahren (1. Abschnitt der ärztlichen Prüfung), sowie eine Prüfung nach dem Praktischen Jahr (2. Abschnitt der ärztlichen Prüfung) umfasst.

Die **Approbation** als Arzt wird aufgrund des Zeugnisses über die ärztliche Prüfung auf Antrag bei der zuständigen Stelle des jeweiligen Bundeslandeslandes erteilt. Sie berechtigt zur Ausübung des ärztlichen Berufs.

Im Mittelpunkt der **Weiterbildung** im Gesundheitswesen steht die Verbesserung der persönlichen und fachlichen Qualifikation der Mitarbeiter, durch Erhaltungsweiterbildung (zum Ausgleich von Kenntnis- und Fertigkeitsverlusten), Erweiterungsweiterbildung (dient dem Erwerb von zusätzlichen Berufsfähigkeiten) oder Anpassungsweiterbildung (dient dem Angleich an veränderte Anforderungen am Arbeitsplatz).

Die *ärztliche* Weiterbildung umfasst zum einen die Anerkennung als Facharzt, die sich nach den Regelungen der einzelnen Bundesländer und den jeweiligen Landesärztekammern richtet, welche auch die Anerkennung aussprechen. Für die allgemeine ärztliche Weiterbildung sind ebenfalls die *Landesärztekammern* zuständig.

Darüber hinaus gibt es von der *Bundesärztekammer* methodische Empfehlungen, Lehr- und Lerninhalte sowie Lernziele für Kurse im Rahmen der Zusatz-Weiterbildung.

1.11 Kündigung

Die **Kündigung** stellt eine einseitige, empfangsbedürftige Willenserklärung dar, durch die das Arbeitsverhältnis von einem bestimmten Zeitpunkt an aufgehoben wird und sowohl vom Gesundheitsbetrieb als Arbeitgeber als auch von Mitarbeitern als Arbeitnehmer ausgesprochen werden kann. Sie muss dem jeweils anderen zugegangen sein, damit sie rechtswirksam ist. Soweit durch besondere Vereinbarungen (bspw. im Arbeitsvertrag) keine Schriftform vorgeschrieben ist, ist sie auch mündlich gültig.

Da nicht aus geringfügigen Grund gekündigt werden kann und die Kündigung immer das letzte Mittel darstellen soll, muss mit einer **Abmahnung** das Fehlverhalten beanstandet und im Wiederholungsfall die Aufhebung des Arbeitsverhältnisses angedroht werden. Sie gilt als unverzichtbare Voraussetzung bei verhaltensbedingten Kündigungen (bspw. aufgrund häufiger Arbeitsfehler, Störung des Betriebsfriedens häufiger Unpünktlichkeit, Alkoholgenuss trotz Verbot während der Arbeitszeit). Auf eine Abmahnung als Vorbereitung einer Kündigung kann unter Umständen verzichtet werden, etwa bei schwerem Vertrauensbruch durch Betrug, Diebstahl oder schwerwiegenden betrieblichen Störungen, bspw. durch ungenehmigten Urlaub. Die Abmahnung sollte schriftlich formuliert sein, als Kopie zusammen mit einem Empfangsvermerk in die Personalakte Eingang finden, das konkrete Fehlverhaltens unter Angabe von Ort, Datum und Uhrzeit benennen, die Vertragswidrigkeit des Verhaltens erläutern, auffordern, dieses nicht zu wiederholen und warnen, dass im Wiederholungsfalle mit einer Kündigung zu rechnen ist.

Vor einer Kündigung muss dem Abgemahnten ausreichend Zeit zur Bewährung gegeben werden. Auch sollte ihm im Rahmen einer Anhörung vor einer Abmahnung die Gelegenheit zur Stellungnahme gegeben werden.

Mit einer *ordentlichen* Kündigung werden in der Regel auf unbestimmte Zeit abgeschlossene Arbeitsverträge unter Einhaltung von **Kündigungsbedingungen** gelöst. Wichtigste Kündigungsbedingungen sind hierbei die Einhaltung der Kündigungsfristen und der Bestimmungen des Kündigungsschutzes. Wird die Kündigung ohne **Anhörung** des Betriebsrats ausgesprochen, ist sie rechtsunwirksam. Der Gesundheitsbetrieb hat den Betriebsrat über die Person des zu Kündigenden, über die Art der Kündigung sowie die Kündigungsgründe umfassend zu informieren. Der Betriebsrat kann einer ordentlichen Kündigung widersprechen, wenn

- der Klinik- oder Praxisbetrieb beispielsweise bei der Auswahl der zu kündigenden Mitarbeiter soziale Gesichtspunkte nicht berücksichtigt hat,
- sie an einem anderen Arbeitsplatz im Klinik- oder Praxisbetrieb nicht weiterbeschäftigt werden können oder
- eine Weiterbeschäftigung nach zumutbaren Weiterbildungsmaßnahmen bzw. unter geänderten Vertragsbedingungen mit Einverständnis der betroffenen Mitarbeiter nicht möglich ist.

Die *außerordentliche* Kündigung ist eine fristlose Kündigung. Sie beendet das Arbeitsverhältnis vorzeitig und ohne Beachtung der sonst geltenden Kündigungsfristen. Dafür muss ein wichtiger Grund vorliegen. Das ist jeder Anlass, der dem Gesundheitsbetrieb die Fortsetzung des Arbeitsverhältnisses bis zum nächsten ordentlichen Kündigungstermin unzumutbar macht. Wichtige Gründe für außerordentliche Kündigungen können beispielsweise die Preisgabe von Arzt- oder Patientendaten und -geheimnissen, grobe Fahrlässigkeiten beim Umgang mit Behandlungseinrichtungen und -instrumenten, Tätlichkeiten etc. sein.

Eine *Änderungskündigung* zielt nicht auf die Beendigung eines Arbeitsverhältnisses ab, sondern auf dessen Fortsetzung unter anderen arbeitsvertraglichen Bedingungen. Anders als bei der Kündigung kommt es bei einem Aufhebungsvertrag darauf an, ob die andere Vertragspartei mit der Beendigung des Arbeitsverhältnisses einverstanden ist. Werden die neuen Bedingungen vom Gesundheitsbetrieb oder vom Mitarbeiter nicht akzeptiert, so muss der Weg der ordentlichen

Kündigung beschritten werden. Gegen die Wirksamkeit von Änderungskündigungen kann beim Arbeitsgericht geklagt werden.

Literatur

Barbuto, J. u.a. (1998): Motivation sources inventory: development and validation of new scales to measure an integrative taxonomy of motivation, in: Psychological Reports, Vol. 82, Jahrg. 1998, Ammons Scientific-Verlag, Missoula (USA), S. 1011–1022

Berresheim, K. (2008): Ausbildung der Medizinischen Fachangestellten – Leitfaden für die ausbildende Arztpraxis, Deutscher Ärzte-Verlag, Köln

Berthel, J. u.a. (2012): Personal-Management, 9. Auflg., Schäffer-Poeschel-Verlag, Stuttgart

Frodl, A. (2011): Personalmanagement im Gesundheitsbetrieb, Gabler GWV Fachverlage, Wiesbaden

Grass, M. u.a. (2009): Human-Resource-Management und Personalentwicklung im Krankenhaus: Möglichkeiten und Grenzen zur Wettbewerbssteigerung im Gesundheitswesen, Diplomarbeit, Grin-Verlag, München

Hirn-Gremminger, L. (2009): Mitarbeiterführung im Sozial- und Gesundheitswesen, VDM Verlag Dr. Müller, Saarbrücken

Naegler, H. (2008): Personalmanagement im Krankenhaus – Grundlagen und Praxis, Medizinisch Wissenschaftliche Verlagsgesellschaft, Berlin

Stopp, U. (2006): Betriebliche Personalwirtschaft, 27. Auflg., Expert-Verlag, Renningen

Thill, K. (2004): Einstellungsgespräche in der Arztpraxis, Deutscher Ärzte-Verlag, Köln

Thill, K. (2006): Teamführung in der Arztpraxis: Einfach gut führen, Deutscher Ärzte – Verlag, Köln

2 Patienten

2.1 Patientenadhärenz

Die Bereitschaft von Patienten, sich an die im Rahmen einer Therapie vereinbarten Empfehlungen und Medikamentenverordnungen zu halten, wird als **Adhärenz** bezeichnet.

Dabei sind nicht nur die Präferenzen und Erwartungen des Patienten an die Medizin zu berücksichtigen, sondern auch

- die Vermittlung des notwendigen medizinischen Grundwissens,
- das gemeinsame Festlegen der Behandlungsziele,
- die Unterstützung des Patientenselbstmanagements zur Erreichung seiner individuellen Behandlungsziele,
- die vertragsrechtlichen Grundlagen seiner Behandlung,
- die Aktivierung der individuellen Vorsorge.

Im Sinne eines Therapiemanagements bedeutet dies, die Therapie, ihre Nebenwirkungen und Begleitumstände so zu gestalten, dass ein möglichst großer Therapieerfolg möglich wird.

Ziel ist es, ein möglichst großes Adhärenzausmaß zu erreichen. Typische Faktoren, die dies gefährden können, sind:

- Demenz,
- instabile Lebensverhältnisse,
- Behandlungsdauer,
- ausbleibender Therapieerfolg,
- Stresssituationen,
- unklare Therapieanweisungen,
- Angst vor Nebenwirkungen,
- Schwere des Krankheitsverlaufs.

Im Rahmen der Patientenadhärenz ist darauf zu achten dass Medikamente überhaupt und auch nicht falsch angewendet, Rezepte in der Apotheke eingelöst und die medizinischen Empfehlungen eingehalten werden.

Andererseits müssen sich die Patienten klar darüber sein, welche Folgen ein Absetzen der Therapie und ein Abbruch der Behandlung hätte, denn sie geben die Verantwortung für ihre Gesundung nicht an medizinisches Personal ab, sondern sind für den Erfolg der Therapie mit verantwortlich.

Eine Reihe von Maßnahmen kann zur Stärkung der Patientenadhärenz beitragen (s. Tab. 7).

Tab. 7 Maßnahmen zur Steigerung der Patientadhärenz

Maßnahme	Beschreibung
Handlungen aktivieren	Konkrete Handlungspläne vereinbaren und am Behandlungsziel festhalten
Ängste nehmen	Angstmacherei, aber auch Herunterspielen vermeiden; Befürchtungen bei der Therapieanleitung berücksichtigen; Bewältigungskompetenzen der Patienten unterstützen
Vorurteile berucksichtigen	Therapiebehindernde Überzeugungen hinterfragen; falsche Annahmen korrigieren; subjektive Krankheitstheorien erfragen
Selbstvertrauen stärken	Positive Einschätzungen vermitteln; Selbstwirksamkeitserwartung erzielen
Entwicklungsphasen berücksichtigen	Differenzieren, ob der Patient ■ über die Behandlung oder Verhaltens-änderung noch nachdenkt, ■ sich eine Verhaltensänderung vor-genommen hat, ■ an deren Umsetzung arbeitet oder scheitert

2.2 Patientenbindung

Die Grundlage langfristiger Patientenbindung an den Kli-
nik- oder Praxisbetrieb, ist die **Patientenzufriedenheit**. Sie
resultiert aus der Differenz zwischen der von den Patienten
erwarteten Qualität ihrer Versorgung mit Behandlungs- und
Pflegeleistungen (s. Tab. 8) und der von ihnen tatsächlich

Tab. 8 Einflussfaktoren auf die Patientenerwartungen

Faktoren	Erläuterung
Empfehlungen	Einholung von Meinungen, welche Gesundheitseinrichtung besser ist, erzeugt Vorstellungen, die zu erfüllen sind
Erfahrungen	Schlechte Erfahrungen: Besserung der Leistungen wird erwartet; Erfahrungen mit anderen Einrichtungen: Behandlung wird mindestens ebenso gut oder gar noch besser
Bedürfnisse	Medizinische (bspw. Schmerzfreiheit) und emotionale Erfahrungen (bspw. Zuwendung), die aus Sicht des Patienten erreicht werden sollen
Wissen	Medizinisch und heilkundlich orientierte Patienten glauben beurteilen zu können, welche Therapieansprüche zu stellen sind und fordern diese ein

wahrgenommenen Qualität, was, stark vereinfacht, zu folgenden Aussagen führt:

- Erwartungen < tatsächliche Erfahrungen/Wahrnehmungswert = Zufriedenheit
- Erwartungen > tatsächliche Erfahrungen/Wahrnehmungswert = Unzufriedenheit

Ein weiterer Maßstab, um die Frage zu beantworten, woran der Patient seinen Grad der Unzufriedenheit oder Zufriedenheit im Gesundheitswesen bemisst, sind sein Eigenanteil an Behandlungs- und Pflegeleistungen und sein persönlicher Nutzen (s. Tab. 9).

Tab. 9 Beurteilungsmerkmale der Patientenzufriedenheit

Merkmal	Beschreibung	Beispiele
Patienten-anteil	Welcher Eigenanteil ist im Vergleich zu anderen Einrichtungen zu leisten, um den gewünschten, verbesserten Zustand zu erreichen?	Wartezeiten, Vergleich von Eigenanteilen bei Kassenpatienten, Höhe der Rechnung bei Privatzahlern, Anfahrts-weg
Patienten-vergleich	Werden die Patienten vergleichbar versorgt?	individuelle Zuwendung, kurzfristige Terminein-räumung, Kulanz bei Verschreibungen
Persönlicher Nutzen	Welchen Mehrwert erfährt er von der Gesundheitseinrichtung im Vergleich zu anderen	sichere Diagnosen, rasch wirkende Behandlungs-methoden, dauerhafte Beschwerdefreiheit

Auch ist es wichtig zu wissen, durch welche Äußerungsformen der Patient auf die Erfüllung oder Nichterfüllung seiner Erwartungen reagiert, damit entsprechende Maßnahmen ergriffen werden können:

- **Beschwerde**: Das Abstellen von Mängeln als Chance begreifen, um den Patienten zurück zu gewinnen.
- **Abwanderung**: Absolute Form der Äußerung von Unzufriedenheit, wobei es wichtig ist, die Verlassensgründe insbesondere bei langjährigen Patienten zu erfahren.
- **Stimmungsmache**: Im Umfeld wirkende Agitation, durch unzufriedene, sich negativ äußernde Patien-

ten, wobei gegen Gerüchte und Rufschädigung aktiv vorzugehen ist.

- **Bindung**: Treue bei Patientenzufriedenheit, so lange es keine Veranlassung zu einem Wechsel gibt.
- **Weiterempfehlung**: Bei Erfüllen oder Übertreffen der Erwartungen.

Zur Messung der Patientenzufriedenheit bieten sich insbesondere die Möglichkeiten der Kennzahlenanalyse, sowie der Befragung stationärer oder bereits entlassener Patienten durch Interview oder Erhebung mittels Fragebogen an.

2.3 Beschwerdemanagement

Das **Patientenbeschwerdemanagement** umfasst Maßnahmen, die die Zufriedenheit des Patienten wiederherstellen und Stabilität in gefährdete Patientenbeziehungen bringen. Es bringt zudem wichtige Hinweise auf Stärken und Schwächen im Klinik- oder Praxisbetrieb und trägt somit nicht nur dazu bei, die Patientenzufriedenheit zu erhöhen, unzufriedene Patienten zu identifizieren, die sich ansonsten abwenden würden, oder die Patientenbindung aufgrund zügiger Problemlösung langfristig positiv zu beeinflussen, sondern hilft auch Leistungsmängel festzustellen, durch Fehler oder deren Folgen entstehende Kosten zu reduzieren, Fehler von Mitarbeitern aufzudecken und die Servicequalität im Klinik- oder Praxisbetrieb zu steigern.

Für die Patienten ist es wichtig, dass ihnen bekannte Anlaufstellen eingerichtet sind, bei denen ihre Beschwerde

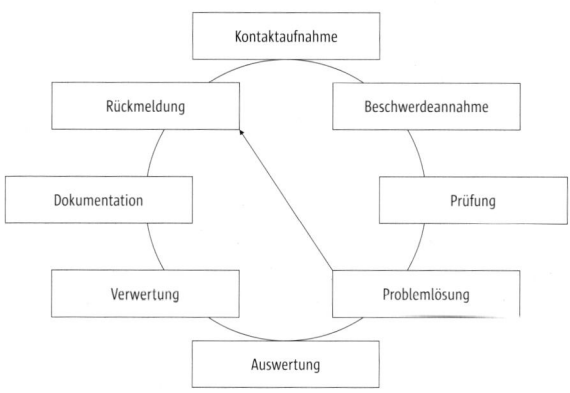

Abb. 1   Patientenbeschwerdemanagement

entgegengenommen und protokolliert wird. Ferner sind klare Zuständigkeiten und Prozessdefinitionen für das Prüfen und für den Umgang mit den Anliegen notwendig, sodass den Patienten im Ergebnis eine Problemlösung angeboten werden kann (s. Abb. 1).

Beim professionellen Umgang mit Patientenbeschwerden darf nicht die Suche nach einem „Schuldigen" im Vordergrund stehen, sondern der Patient mit dem Gefühl ernst genommen und nicht übergangen oder gar ignoriert zu werden. Hierzu ist eine schnelle und ausreichende Reaktion auf die Patientenbeschwerde wichtig, um eine Eskalation bis hin zu einer möglichen gerichtlichen Auseinandersetzung auf jeden Fall zu vermeiden, durch

- Einrichtung von (vertraulichen) Anlaufstellen für die Beschwerden,
- organisierte Beschwerdeannahme (Vordrucke, vorgegebene Bearbeitungswege etc.),
- vorurteilsfreie, ernsthafte Prüfung des Beschwerdeinhalts,
- patientenorientierte Lösungssuche durch Schaffung von Abhilfe und zumindest symbolischen Ausgleich für den Beschwerdeanlass,
- schnellstmöglicher Rückmeldung an den Patienten mit dem Lösungsangebot,
- detaillierte Auswertung der Beschwerde, um möglichst viele Informationen daraus zu entnehmen,
- Verwertung der Erkenntnisse zur Abstellung von Fehlern und Mängeln,
- Dokumentation der Beschwerde zur nachhaltigen Verbesserung der medizinischen und pflegerischen Qualität.

Zur Verwertung der Erkenntnisse zur Abstellung von Fehlern und Mängeln gehört auch die interne Kommunikation darüber, warum die Beschwerdesituation überhaupt entstanden ist und wie sie zukünftig vermieden werden kann.

2.4 Patientendatenschutz

Die Verpflichtung zum Schutz der Patientendaten geht von der ärztlichen **Schweigepflicht** aus, die als

- Arzt- bzw. Patientengeheimnis im *Strafgesetzbuch (StGB)* festgelegt ist (bspw. unter § 203 Abs. 1 Satz 1.

Freiheits- oder Geldstrafen für denjenigen, der als Arzt, Zahnarzt, Apotheker oder Angehöriger eines anderen Heilberufs Geheimnisverletzung betreibt),

- berufsständischer Kodex beispielsweise in Berufsordnungen der *Landeärztekammern* und der ärztlichen *Musterberufsordnung (MBO-Ä)* wiederzufinden ist,

- Verpflichtung zur Verschwiegenheit sich nach dem *Bürgerlichen Gesetzbuch (BGB)* zudem aus einem Krankenhausvertrag ergeben kann, der mit Privatpatienten direkt oder bei Kassenpatienten mit der gesetzlichen Krankenversicherung zugunsten des Patienten abgeschlossen wird.

Der Patientendatenschutz ergibt sich auch aus den Bestimmungen des *Bundesdatenschutzgesetzes (BDSG)*, dem jeweiligen Landesdatenschutzrecht, Krankenhausgesetzen, Gesundheitsdatenschutzgesetzen, für Einrichtungen der öffentlich-rechtlichen Religionsgemeinschaften aus eigenen kirchlichen Datenschutzbestimmungen, aus den Sozialgesetzbüchern und Einzelgesetzen.

Dem Patienten stehen **Auskunftsrechte** zu, wie das Recht auf

- Einsicht in die Patientenakte,
- Datenkorrektur,
- Datensperrung,
- Datenlöschung bzw. Aktenvernichtung,
- Schadensersatz bei unzulässiger Datenverarbeitung

und vieles andere mehr.

Der **Patientendatenschutz** umfasst eine Fülle von Einzelaspekten und Maßnahmen (s. Tab. 10).

Tab. 10 Maßnahmen zum Patientendatenschutz

Maßnahme	Beschreibung
Verantwortlichkeit	Liegt bei dem jeweiligen juristischen Träger des Klinik- oder Praxisbetriebs, der Leitung und den Mitarbeitern, die als sog. berufsmäßig tätige Gehilfen weisungsgebunden und selbst höchstpersönlich für die Wahrung der Schweigepflicht Verantwortung tragen.
Umfang	Erhebung nur der personenbezogene Daten zulässig, die für Behandlung und Abrechnung auch benötigt werden; aber auch Verpflichtung zur Datenerhebung im Rahmen einer fachgerechten Behandlung und der vollständigen Dokumentation des Behandlungsgeschehens.
Weitergabe	Darf nur an diejenigen Personen erfolgen, die diese im Rahmen des Behandlungsvorganges benötigen; bei mit-, vor- und nachbehandelnden Ärzten wird eine stillschweigende Einwilligung des Patienten unterstellt.
Löschung	Muss erfolgen, wenn ihre Speicherung unzulässig ist oder sobald deren Kenntnis für die Erfüllung des Zweckes der Speicherung nicht mehr erforderlich ist; auch Aufbewahrungsfristen nach *SGB*, des Steuerrechts bzw. des *Handelsgesetzbuches (HGB)*, nach Landeshaushaltsordnungen, Landesarchivgesetzen etc. sind zu beachten.

Maßnahme	Beschreibung
Verarbeitung	Gewährleistung, dass die Daten nicht von Unbefugten zur Kenntnis genommen werden können; für die elektronische Verarbeitung gelten zusätzliche Vorschriften, wie bspw. die Prüfung durch den betrieblichen bzw. behördlichen Datenschutzbeauftragten.
Dokumentation	Darauf achten, dass die Unterlagen vollständig sind, jederzeit nachvollzogen werden kann, wer welche Eintragungen gemacht hat, wo sich die Unterlagen gerade befinden und wer auf die Akten zugegriffen hat.
Forschung	Forschung mit anonymisierten Daten unterliegt keinen Restriktionen.

Literatur

Bake, C. u.a. (Hrsg., 2009): Handbuch Datenschutz und Datensicherheit im Gesundheits- und Sozialwesen, 3. Auflg., Datakontextverlag, Köln

Beleites, J. (2002): Überbetriebliche Ausbildung – Weichen für die Patientenbindung stellen, in: Hessisches Ärzteblatt, Landesärztekammer Hessen (Hrsg.), 63. Jahrg., Heft 10/2002, Frankfurt a.M., S. 598

Beyer, K.-H. (2002): Diabetes mellitus – Das Problem liegt in der Patientenführung, in: Deutsches Ärzteblatt, 99. Jahrg., Heft 28–29, 15. Juli 2002, Köln, S. 1958

Dachverband Adherence e.V. (2012): Compliance vs. Adherence, http://www.dv-adherence.de/index.php/compliance-vs-adherence.html; Abfrage: 11.04.2012

Frodl, A. (2012): Betriebsführung im Gesundheitswesen, Springer/Gabler-Verlag, Wiesbaden

Frodl, A. (2010): Gesundheitsbetriebslehre, Gabler GWV Fachverlage, Wiesbaden

Herholz, S. (2009): Beschwerdemanagement im Krankenhaus, VDM Verlag Dr. Müller, Saarbrücken

Katholisches Marienkrankenhaus Hamburg (2012): Patienten-Ideen-Management, http://www.marienkrankenhaus.org/beratung-und-service/patientenbeschwerden.html; Abfrage: 13.04.2012

Seehausen, M. u.a. (2011): Adhärenz im Praxisalltag effektiv fördern, in: Deutsches Ärzteblatt, Jahrg. 108, Heft 43, Köln, S. A 2276ff

Seelos, H.-J. (2008): Patientensouveränität und Patientenführung, Gabler GWV Fachverlage, Wiesbaden

3 Planung

3.1 Ziele

Ziele sind beabsichtigte Zustände, Zustandsfolgen oder auch Leitmaximen für Aktivitäten, deren Erreichung unsicher ist. Die einzelnen Ziele definieren sich in der Regel über

- Zielinhalt,
- Zielausmaß und
- Zeitpunkt.

Man unterscheidet die Verfolgung von

- eindimensionalen Zielen (monovariable Zielbildung) und
- mehreren Zielen (multivariable Zielbildung).

Werden mehrere Ziele verfolgt, so sind ihre Zielverträglichkeiten zu untersuchen. Gesamtzielsetzungen bestehen in der Regel immer aus einer Kombination von quantitativen und qualitativen Zielen, die miteinander abgestimmt werden müssen und in unterschiedlichen **Zielbeziehungen** zueinander stehen. Sie können als Ober- und Unterziel unterschiedliche *Ränge* aufweisen, sodass ein Ziel nur durch Verwirklichung eines anderen Zieles erreicht werden kann. Eine weitere, bedeutende Unterscheidung ist das *Verhältnis* der Ziele untereinander (s. Tab. 11).

Tab. 11 Zielverhältnisse

Verhältnis	Auswirkung
Konkurrierend	Ziele behindern sich
Komplementär	Ziele ergänzen sich
Indifferent	Erreichung eines Zieles hat keinen Einfluss auf die Erfüllung eines anderen Zieles

Typische **Zielarten** sind beispielsweise

- strategische und operative Ziele,
- Erfolgs- und Sachziele,
- persönliche, wirtschaftliche oder soziale Ziele,
- langfristige und kurzfristige Ziele.

Im Gesundheitswesen ist ein Führung durch Zielvorgaben wichtig, um eine Gesundheitseinrichtung möglichst sicher und erfolgreich durch ein Umfeld zu steuern, welches durch nicht immer vorhersehbare Entwicklungen in der Gesundheitspolitik, bei den Leistungsträgern, im Gesundheitszustand der Bevölkerung oder im Bereich der Behandlungsmethoden geprägt ist.

Damit die einzelnen Ziele nicht isoliert nebeneinander stehen, sind sie in einem **Zielsystem** zusammenzuführen, aufeinander abzustimmen und aus ihnen resultierende Zielkonflikte zu lösen. Dabei hilft oft ihre Bewertung in Haupt- und Nebenziele, die eine Rangfolge hinsichtlich ihrer Bedeutung darstellt. Die Ziele sind zu operationalisieren und für den einzelnen Mitarbeiter zu konkretisieren, hinsichtlich

- **Zeit**: Wann soll etwas erreicht werden?
- **Erreichungsgrad**: Wie viel soll erreicht werden?
- **Inhalt**: Was soll erreicht werden?

Die dazu notwendigen **Zielvereinbarungsgespräche** dienen der aktiven Beteiligung und Übertragung von Verantwortung an die Mitarbeiter. In ihnen geht es nicht um einseitige Zieldiktate, sondern vielmehr um die gemeinsame Festlegung von Arbeitszielen und Ergebnissen zwischen Führungskraft und Mitarbeiter im Gesundheitswesen. Dazu ist folgendes wichtig:

- Die Ziele müssen dokumentiert und gemeinsam vereinbart sein.
- Sie dürfen keine Unter- oder Überforderung für den Mitarbeiter darstellen.
- Sie müssen eindeutig und konkret formuliert sein.
- Sie sind nach dem festgelegten Zeitablauf hinsichtlich ihrer Erreichung zu überprüfen.

3.2 Strategien

Grundlage der Strategiebildung sind Philosophie und **Leitbild** einer Gesundheitseinrichtung, mit denen die maßgeblichen ethischen und moralischen Richtlinien dokumentiert und die Basis für das gesundheitliche und wirtschaftliche Handeln gebildet werden. Das Leitbild formuliert die angestrebte betriebliche Kultur, Normen und Werte, an denen sich die Mitarbeiter und Patienten im Sinne einer abgestimmten, einheitlichen Identität (**Corporate Identity**) und einheitlichen Verhaltensweisen (**Corporate Behaviour**) orientieren können.

Strategien sind demnach langfristig wirksame Maßnahmenkombinationen, die den Weg bestimmen, wie die geplanten Ziele erreicht werden sollen (s. Tab. 12).

Tab. 12 Mögliche strategische Erfolgspotenziale

Potenziale	Beschreibung
Service	Zusätzlicher Patientenservice neben der eigentlichen Behandlungsleistung
Image	Ansehen des Klinik- oder Praxisbetriebs im regionalen Gesundheitsmarkt
Qualität	Zuverlässigkeit bei Behandlungsleistungen und Anwendung der Fortschritte in der medizintechnischen Entwicklung
Innovationskraft	Tempo und Nachhaltigkeit bei der Einführung neuer Behandlungsmethoden oder Medizintechnik

Verschiedene Analysetechniken eignen sich zur Ableitung von Strategien:

- **SWOT**: Analyse der Chancen (Opportunities), Risiken (Threats) und Gefahren der Gesundheitseinrichtung; dabei eigene Stärken (Strengths) und Schwächen (Weaknesses) bewusst machen.
- **Portfolio**: Zusammenstellung des medizinischen Leistungsangebots und bspw. Bewertung nach Marktanteil und Marktwachstumschancen.
- **Lebenszyklus**: Unterteilung der Entwicklung einer Gesundheitseinrichtung in Gründungs-, Wachstums-, Konsolidierungs-, Restrukturierungs- und Degenerierungsphase.
- **SPACE**: Ableitung von strategischen Stoßrichtungen im Gesundheitswesen anhand der Kriterien Wettbewerbsvorteile, Branchenstärke, Finanzkraft, Umfeldstabilität (Strategic Position and Action Evaluation).

Wichtige Strategiealternativen für das Gesundheitswesen sind:

- **Kooperation**: Bspw. mit anderen Gesundheitsbetrieben: durch Partnerschaft, MVZ, Gemeinschaftspraxis etc.
- **Wachstum**: Erschließung neuer Patientenzielgruppen (Marktentwicklung), das Angebot zusätzlicher, neuer Behandlungsleistungen (Leistungsentwicklung) oder die Intensivierung der Marktbearbeitung durch Verbesserung der Patientenzufriedenheit (Marktdurchdringung).

- **Verkleinerung**: Abbau von medizintechnischen und personellen Behandlungskapazitäten.
- **Konzentration**: Beschränkung auf profitable Behandlungsgebiete.
- **Diversifizierung**: Mit neuen Leistungsangeboten zusätzliche Patientenzielgruppen erschließen.
- **Rentabilitätssteigerung**: Ergebnisverbesserung bei gleich bleibenden Umsatzzahlen.

3.3 Entscheidungen

Das Treffen von Entscheidungen zählt zu den oft schwierigen Kernaufgaben in Klinik- oder Praxisbetrieben, da sich ihre Konsequenzen oft unmittelbar auf das leibliche Wohl der Patienten auswirken. Nicht immer kann dem Entscheiden ein ausführliches, zeitintensives Abwägen unter verschiedenen Alternativen vorausgehen. Sie müssen häufig in lebensbedrohenden Situationen, unter Leidensdruck der Patienten und in Stresssituationen schnellstmöglich getroffen werden.

Die **Entscheidung** stellt nicht nur eine bewusste Wahl zwischen zwei oder mehreren Handlungsalternativen anhand bestimmter Kriterien dar, sondern auch die Unterlassung einer Handlung kann die Folge einer Entscheidung sein.

Entscheidungsträger sind nicht nur die behandelnden Ärzte, Chirurgen, Kieferorthopäden oder Krankenhausmanager, sondern sind in der medizinischen, behandelnden Tätigkeit auf allen hierarchischen Ebenen vorhanden. Entscheidungen können sich unabhängig von Hierarchie und

organisatorischer Einordnung direkt auf die Patienten auswirken, sodass auch durch Fehlentscheidungen von Pflege-
kräften, Laborangestellten oder Arzthelferinnen menschen-
gefährdende Situationen eintreten können.

Hinsichtlich möglicher **Entscheidungsfolgen** ist festzustellen, dass die Möglichkeit, die Güte einer Entscheidung zu
einem späteren Zeitpunkt zu messen oder aus einer Fehlein-
schätzung zu lernen, oftmals gar nicht gegeben ist, sondern
die absolute Verlässlichkeit und Richtigkeit der Entscheidung angestrebt werden muss. Folgen und Auswirkungen
von fehlerhaften Entscheidungen im medizinischen Bereich
können häufig nicht mehr rückgängig gemacht oder abge-
ändert werden, sondern sind unwiderruflich und führen
bestenfalls zu notwendigen Folgeentscheidungen.

Für die **Entscheidungsmodelle** in Klinik- oder Praxisbetrieben bedeutet dies, dass Entscheidungen umso leichter getroffen werden, je größer die Sicherheit scheint und je mehr
Informationen zur Entscheidungsfindung vorliegen. Mit
dem Ausmaß der Unsicherheit, nimmt auch die Schwierigkeit der Entscheidung zu, da die Entscheidungsfolgen oft
nicht absehbar sind (s. Tab. 13).

Tab. 13 Entscheidungsmodelle im Gesundheitswesen

Modell	Beschreibung
Sicherheits-entscheidung	Entscheidung unter völliger Sicherheit eher die Ausnahme, da nur selten sämtliche Konsequenzen bekannt sind.
Unsicherheits-entscheidung	Auswirkungen einer Entscheidung und/oder deren Eintrittswahrscheinlichkeiten können nicht mit Sicherheit vorausgesagt werden.
Ungewissheits-entscheidung	Mögliche Auswirkungen sind bekannt, aber nicht die Eintrittswahrscheinlichkeiten. ■ Pessimistisch (Maximin): Ungünstigste Auswirkungen miteinander vergleichen. ■ Optimistisch (Maximax): Günstigste Auswirkungen miteinander vergleichen.
Hurwicz-Modell	Bestmögliche und schlechtmöglichste Auswirkungen anhand eines gewichteten Mittelwerts bewerten und dabei subjektive Erwartungen durch eine Gewichtung zwischen 0 und 1 zum Ausdruck bringen.
Laplace-Modell	Bei Gleichverteilung der Eintrittswahrscheinlichkeiten sind auch sämtliche Auswirkungen gleichermaßen zu berücksichtigen.
Schadensminimierung	Diejenige Alternative auswählen, welche die möglichen negativen Auswirkungen minimiert.
Risikoentscheidung	Eintrittswahrscheinlichkeiten sind durch Berechnung ermittelbar oder lassen sich aus Vergangenheitswerten ableiten.

Mehrpersonale Entscheidungsprozesse können zur Risikominimierung beitragen, indem Informationen und Kenntnisse über mögliche Auswirkungen von Entscheidungsalternativen durch die Einbeziehung mehrerer Experten bzw. Entscheidungsträger einfließen.

Literatur

Fleßa, S. (2008): Grundzüge der Krankenhaussteuerung, Oldenbourg-Verlag, München

Frodl, A. (2012): Betriebsführung im Gesundheitswesen, Springer-Gabler, Wiesbaden

Frodl, A. (2008): BWL für Mediziner, DeGruyter-Verlag, Berlin

Greiling, M. u.a. (2008): Strategisches Management im Krankenhaus, Kohlhammer Verlag, Stuttgart

Reinspach, R. (2001): Strategisches Management von Gesundheitsbetrieben: Grundlagen und Instrumente einer entwicklungsorientierten Unternehmensführung, Lucius & LuciusVerlag, Stuttgart

Warnebier, P. (2006): Strategische Positionierung und Strategieprozesse deutscher Krankenhäuser, Lit Verlag, Berlin u.a.

4 Organisation

4.1 Aufbaustrukturen

Die **Aufbauorganisation** legt durch sinnvolle arbeitsteilige Gliederung und Ordnung der Prozesse und mit Hilfe eines hierarchischen Gefüges fest, welche Aufgaben von welchen Mitarbeitern und mit welchen Sachmitteln bewältigt werden.

Bei der **Stellenbildung** wird in einer **Aufgabenanalyse** eine Zerlegung der Gesamtaufgabe in ihre einzelnen Bestandteile anhand von Merkmalen wie Verrichtung, Objekt, Rang, Phase, Zweckbeziehung durchgeführt. In der anschließenden **Aufgabensynthese** werden die ermittelten Einzelaufgaben in einer **Stelle** zusammengefügt, als Aufgabenbereich einer abstrakten Person und kleinste organisatorische Einheit zur Erfüllung von Aufgaben, die sich auf die Normalkapazität eines Mitarbeiters mit der erforderlichen Eignung und Übung bezieht.

Den einzelnen Stellen werden *immaterielle* (Aufgaben, Befugnisse, Verantwortung etc.) und *materielle* (Mitarbeiter, Sachmittel etc.) **Stellenelemente** zugeordnet.

Hierbei kann man eine **Zentralisation** anstreben, indem gleichartige Aufgaben in einer Stelle zusammengefasst werden oder eine **Dezentralisation**, die die Verteilung gleichartiger Aufgaben auf mehrere Stellen vorsieht.

Das Ergebnis der Stellenbildung ist eine bestimmte Anzahl von Stellen, die sich bspw. in Stellen mit Leitungsaufgaben (Ersthelferin, Oberarzt) oder Ausführungsstellen, die keine Leitungsbefugnis besitzen, einteilen lassen.

Die Struktur der Aufbauorganisation kommt schließlich durch die Zusammenfassung von mehreren Stellen zu hierarchischen Einheiten zustande. Die **Leitungsspanne** beschreibt hierbei die Anzahl der optimal betreubaren direkten Untergebenen (maximal 10 Mitarbeiter). Die **Gruppe** (Team) besteht in der Regel aus 4–7 Mitarbeitern, die eine gemeinsame Aufgabe funktions- und arbeitsteilig durchführen (bspw. Behandlungsassistenz, Patientenaufnahme, Labor oder Zentraler Schreibdienst). Eine **Abteilung** umfasst in der Regel mehrere Gruppen, die aufgrund einer fach-, personen- oder sachmittelorientierten Zuordnung zusammengefasst werden. Mehrere Abteilungen bilden eine **Hauptabteilung** (Bereich). Häufig erfolgt die Bildung nach Fachabteilungen (Ambulanz, Chirurgie, Innere Medizin, Radiologie, Gynäkologie, Labor etc.), Berufsgruppen (Verwaltung, Ärzte, Pflegekräfte etc.) oder Funktionen (Untersuchung und Behandlung, Pflege, Verwaltung, Soziale Dienste, Ver- und Entsorgung, Forschung und Lehre) (s. Abb. 2).

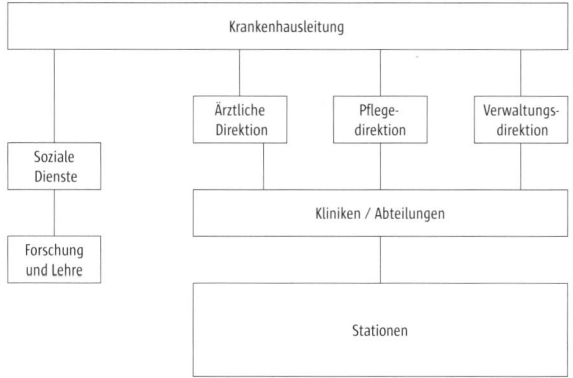

Abb. 2 Beispiel eines Organigramms

Die **Linienorganisation** ist die klassische Organisationsform und zeichnet sich insbesondere bei der **Einlinienorganisation** durch klare Zuständigkeitsabgrenzung und Übersichtlichkeit aus. Die **Stablinienorganisation** wird eingesetzt, um die Linieninstanzen durch die Stabsstelle zu entlasten. Bei einer **Matrixorganisation** kann es zu Konflikten aufgrund von Mehrfachunterstellungen kommen.

4.2 Rechtsformen

Ein großer Teil der Einrichtungen im Gesundheitswesen befindet sich in öffentlicher bzw. gemeinnütziger Trägerschaft, weswegen die *öffentlich-rechtlichen* Organisationsformen zunächst von besonderer Bedeutung sind.

Zu den öffentlichen Gesundheitseinrichtungen *mit* eigener Rechtspersönlichkeit (juristische Personen des öffentlichen Rechts) zählt die **Anstalt** (AdöR), die aufgrund eines Gesetzes errichtet und deren genaues Tätigkeitsgebiet in einer Satzung festgelegt wird. Die **Körperschaft** (KdöR) verfügt ebenfalls über eine eigene Rechtspersönlichkeit, ist mitgliedschaftlich organisiert und besteht unabhängig vom Wechsel ihrer Mitglieder. Zu den Gesundheitsbetrieben *ohne* eigene Rechtspersönlichkeit zählt der **Eigenbetrieb**, als aus der jeweiligen Kreis- oder Gemeindeverwaltung ausgegliedertes Sondervermögen. Der **Regiebetrieb** ist Bestandteil der staatlichen oder kommunalen Verwaltung, damit weder rechtlich noch organisatorisch von der Verwaltung getrennt und wird von ihren Bediensteten geführt.

Zu den öffentlichen Rechtsformen zählen streng genommen auch die Formen der Zusammenarbeit nach dem öffentlichen Kassenarztrecht.

So stellt die **Praxisgemeinschaft** den Zusammenschluss niedergelassener Ärzte zur gemeinsamen Nutzung von Praxiseinrichtung und Personal bei der Behandlung von Patienten dar. Die jeweiligen Patientengruppen sind dabei strikt voneinander zu trennen, da eine gemeinsame Karteiführung unzulässig ist. Eine Behandlung der jeweils anderen Kassenpatienten macht daher eine Überweisung erforderlich.

Von der Praxisgemeinschaft zu unterscheiden, ist die **Gemeinschaftspraxis**. Sie stellt den Normalfall der Zusammenarbeit zwischen niedergelassenen Ärzten dar. Die Patienten werden gemeinsam behandelt und auch Geräte und Personal werden gemeinsam eingesetzt. Die Kosten und Überschüsse werden entsprechend dem Gewinnschlüssel verteilt.

Öffentlich-rechtlich geregelt ist auch das **Medizinische Versorgungszentrum** (MVZ). Es stellt den Zusammenschluss von zur kassenärztlichen Versorgung zugelassener Ärzte und andere Leistungserbringer im Gesundheitswesen dar, um gesetzlich und privat versicherte Patienten zu behandeln. Privatrechtlich lassen sich die MVZ auch in Form einer *GbR*, *GmbH* oder *AG* organisieren, wobei auch nicht-ärztliche Leistungserbringer als Gesellschafter auftreten können.

Zu den *Privatrechtsformen* für Gesundheitseinrichtungen zählt die **Personengesellschaft**. Sie ist keine juristische Person und über ihr Vermögen können die Gesellschafter nur gemeinsam verfügen. Daneben haften die Gesellschafter persönlich und unbeschränkt mit ihrem Privatvermögen für die Schulden des Gesundheitsbetriebes (s. Tab. 14).

Tab. 14 Beispiele für Personengesellschaften

Form	Beschreibung
Kommanditgesellschaft (KG)	Mindestens ein Gesellschafter haftet als Komplementär voll und ein weiterer Gesellschafter als Kommanditist nur mit seiner Kapitaleinlage.
Offene Handelsgesellschaft (OHG)	Besteht aus mindestens zwei Gesellschaftern, die unbeschränkt, auch mit ihrem Privatvermögen persönlich haften; Zweck ist auf Handelsgewerbe ausgerichtet.
Gesellschaft bürgerlichen Rechts (GbR)	Verpflichtung von mindestens zwei Gesellschaftern, den genau bestimmten gemeinsamen Gesellschaftszweck zu fördern
Einzelgesellschaft	Eigenkapital wird von einer natürlichen Person aufgebracht; Inhaber leitet verantwortlich, trägt das Risiko allein und haftet unbeschränkt für alle Verbindlichkeiten.

Form	Beschreibung
Partnerschafts-gesellschaft	Nach dem *Partnerschaftsgesellschaftsgesetz (PartGG)*, überschneidet sich vielfach mit der Gemeinschaftspraxis, steht unter berufsrechtlichen Vorbehalt und setzt voraus, dass die Berufsausübung gemeinsam erfolgt.

Die **Kapitalgesellschaft** stellt eine körperschaftlich verfasste Personenvereinigung mit eigener Rechtspersönlichkeit (juristische Person) dar (s. Tab. 15).

Tab. 15 Beispiele für Kapitalgesellschaften

Form	Beschreibung
Aktiengesellschaft (AG)	Juristische Person mit einem in Aktien zerlegtes Grundkapital, an dem die Gesellschafter mit Einlagen beteiligt sind.
Gesellschaft mit beschränkter Haftung (GmbH)	Juristische Person mit einer körperschaftlich verfassten Organisationsstruktur sowie einem Stammkapital, das aus der Summe der von den Gesellschaftern zu leistenden Stammeinlagen besteht.
GmbH & Co. KG	Mischform aus Kommanditgesellschaft und Personengesellschaft, an der eine GmbH als Komplementär beteiligt ist.
Europäische Gesellschaft (Societas Europaea, SE)	Aktiengesellschaft in der EU

Eingetragene Vereine (e.V.) und rechtsfähige Stiftungen stellen zwar juristische Personen, aber keine Kapitalgesellschaften dar.

4.3 Prozesse

Die Arbeitsprozesse in einer Gesundheitseinrichtung werden durch die **Ablauforganisation** strukturiert, die festlegt, wer was, wann, wie und wo macht. Hierzu ist zu ermitteln, aus welchen Vorgängen sich der Arbeitsprozess zusammensetzt und welche Arbeitsschritte jeder Vorgang einschließt. Die Arbeitsschritte und Vorgänge werden in einer bestimmten *Reihenfolge* durchgeführt, die festzustellen ist. Für jeden **Vorgang** sind die zugehörigen *Arbeitsplätze* und deren aufbauorganisatorische Einordnung zu ermitteln. Da jeder Vorgang durch eine bestimmte Informationseingabe ausgelöst wird, sind diese notwendigen *Eingaben/Input* festzuhalten. Die *Verarbeitung* muss nach bestimmten, zu beschreibenden Arbeitsregeln oder Entscheidungsregeln für die Durchführung der Vorgänge erfolgen. Schließlich sind die Informationen/Ergebnissen/Belege als *Ausgabe/Output* zu definieren, die aus dem Vorgang hervorgehen sollen.

Auch kann es wichtig sein, die *Mengen*, die bei dem Ablauf bearbeitet werden, und ihre *Bezugsgrößen* (z.B. Fallzahlen, Belegungsquoten etc.) festzuhalten.

Die Ermittlung der *Zeiten* bei einem Arbeitsablauf schließt die **Arbeitszeit** je Vorgang (auch: Auftragszeit) ein, die die Zeitspanne vom Beginn bis zum Ende eines Vorganges ohne Liege- und Transportzeiten umfasst. Die **Durchlaufzeit** stellt die Differenz zwischen End- und Starttermin eines Vorganges dar und ist somit die Summe aus Arbeitszeit, Liege- und Transportzeit je Vorgang. Zum einen gibt es die *kontinuierliche* Arbeitsdurchführung, die eine andauernde Arbeitsdurchführung während der ganzen Arbeitszeit bedeutet, und die *diskontinuierliche* Arbeitsdurchführung (Stapelbearbeitung), die eine immer wieder aufgenommene Bearbeitung und deren Frequenz beinhaltet.

Die Strukturierung eines Ablaufs schließt auch die Feststellung der in diesem Arbeitsablauf eingesetzten *Sachmittel* ein.

Schließlich sind noch die *Personalkapazitäten* zu ermitteln und die nötigen *Qualifikationen* und Befugnisse auf den einzelnen Arbeitsvorgang zu beziehen.

Bei der **Prozessmodellierung** geht es um die grafische Darstellung der Abläufe, mit den Zielen, die Prozesse zu dokumentieren, Abläufe umzugestalten oder zu straffen. Typische Darstellungsformen sind:

- Blockschaltbilder,
- Ablaufdiagramme,
- Listen,
- Flussdiagramme.

Die Definition der Prozesse beginnt häufig mit den **Kernprozessen** (Medizinische, pflegerische Leistungserstellungsprozesse, Unterstützungsprozesse). Die Verantwortung für komplette, in sich abgeschlossene Prozesse wird einem Prozessverantwortlichen (Prozess-Owner) übergeben, der sich um den Informationsaustausch zwischen den einzelnen Kernprozessen kümmert.

Die **Prozessoptimierung** übernimmt eine wichtige Funktion, wenn es darum geht, Abläufe in Klinik- oder Praxisbetrieben zu optimieren.

Zu den bekanntesten Optimierungskonzepten zählen:

- **Prozessneugestaltung** (*Health Process Reengineering*): Grundlegende, radikale Neugestaltung und Flexibilisierung aller im Gesundheitsbetrieb ablaufenden Prozesse.
- **Kontinuierlicher Verbesserungsprozess** (KVP): Stetige Verbesserung der medizinischen Leistungserstellungs- und Patientenservicequalität.
- **Klinischer Pfad** (*Clinical Pathway*): Festlegung vergleichbarer Prozesse, wobei der Patient nach einem standardisierter Behandlungsplan durchgeleitet wird.
- **Patientenpfad**: Gesamter Prozess und nicht nur der eigentliche Behandlungsablauf steht im Vordergrund.

Grundlage sind die **Diagnosis Related Groups** (DRG), die diejenigen Behandlungsabläufe zusammenfassen, welche einen vergleichbaren diagnostischen, therapeutischen und versorgungstechnischen Aufwand von Beginn an bis zum Ende des Aufenthaltes aufweisen.

4.4 Projekte

Projekte sind einmalige und fest definierte Aufgaben, die ein fachübergreifendes Zusammenwirken in Klinik- oder Praxisbetrieben erfordern und erhebliche Auswirkungen auf die Abläufe haben. Sie haben einen festgelegten Anfang und gehen nach einer Realisierungsphase in Linienaufgaben über.

Mit Hilfe einer **Projektvereinbarung** werden die personelle Besetzung der Projektgruppe bzw. weiterer Arbeitsgruppen, die geplante Vorgehensweise, die Terminplanung und der Kostenrahmen sowie sonstige Rahmenbedingungen festgelegt. Die **Projektaufbauorganisation** setzt sich üblicherweise folgendermaßen zusammen:

- **Projektteam**: Ist für die Dauer des Projekts diesem zugeordnet und von seinen Linienaufgaben so freizustellen, dass sie die im Projekt übertragenen Aufgaben durchgeführt werden können.
- **Projektleiter**: Konzipiert das Projekt, trägt die Verantwortung für die erfolgreiche Durchführung, stellt die Projektgruppe zusammen, gegenüber der er im Rahmen der Projektaufgaben weisungsberechtigt ist; informiert über den Projektfortschritt gegenüber dem Lenkungsausschuss.
- **Lenkungsausschuss**: Ist gegenüber dem Projektleiter weisungsbefugt und zuständig für seine Unterstützung, kontrolliert den Projektfortschritt und die Abnahme.

Typischerweise gliedert sich ein Projektablauf in folgende **Projektphasen**:

- **Änderungsbedarf**: Leitet sich aus Zielen und Strategien ab oder entsteht aufgrund geänderter Rahmenbedingungen bzw. eigener Aktivitäten.

- **Bewertung**: Einschätzung des Projektvorhabens durch Leitung des Klinik- oder Praxisbetriebs.
- **Projektvereinbarung**: Meilensteinplan, Arbeitspakete, Projektteam, geplante Vorgehensweise, Terminplanung, Kostenrahmen etc.
- **Ist-Analyse**: Herausarbeitung von Schwachstellen.
- **Soll-Konzept**: Suche nach Lösungsmöglichkeiten und deren Bewertung hinsichtlich Nutzen, Kosten, Durchführbarkeit und Integrationsfähigkeit.
- **Realisierung**: Durchführung von Einzelmaßnahmen durch Projektgruppe, Linie, gegebenenfalls neue Projekte.
- **Erfolgskontrolle**: Messung des Projekterfolgs an den zuvor gesetzten Zielen und der Erfüllung der Aufgabenstellung.

In einem **Projekthandbuch** werden die gesamte Projektorganisation und die einsetzbaren Methoden einheitlich dokumentiert.

Eine **Multiprojektorganisation** eignet sich für die übergreifende Priorisierung, Koordinierung und Steuerung mehrerer Projekte, die gleichzeitig ablaufen, um eine bessere Nutzung knapper Ressourcen und einheitliche Projektabläufe zu erzielen. Ihre Aufgaben sind:

- **Budgetierung**: Jahresgesamtplanung und Verteilung des Gesamtprojektbudgets auf die einzelnen Projekte.
- **Priorisierung**: Bewertung laufender und geplanter Projekte nach Wichtigkeit und Dringlichkeit.
- **Koordination**: Steuerung aller Projekte; zentrale Übersicht über deren Fortschritt.

- **Projektauftrag**: Prüfung und Entscheidung von Projektanträgen; Beauftragung der Projektbeteiligten (Lenkungsausschuss, Projektleiter etc.).
- **Beendigung**: Auflösung der Projektorganisation nach erfolgreichem Projektabschluss; Abbruch von Projekten; Auflagenerstellung bei unvollständiger Zielerreichung.
- **Konfliktmanagement**: Lösung von projektübergreifenden Ressourcenkonflikten.

Instrumente der Multiprojektorganisation sind das **Projektportfolio** aus dem abgeleitet wird, welche Projekte mit welcher Priorität im Rahmen der vorhandenen Ressourcen umgesetzt werden, sowie der **Gesamtprojektplan** der die einzelnen Projektpläne zusammenfasst und die Projektentwicklung abbildet.

4.5 Behandlungsorganisation

Ziele der **Behandlungsorganisation** sind ein möglichst ökonomischer Umgang mit der Behandlungszeit und die Straffung der Behandlung durch gezielte Vorbereitungsmaßnahmen.

Wichtige Voraussetzungen für eine erfolgreiche Behandlungsplanung sind die Klarheit über den Zeitbedarf für die einzelnen Behandlungsmaßnahmen.

Klinische **Behandlungspfade** stellen ein Instrument dar, die Koordination aller Fachgebiete, die mit der Behandlung des Patienten betraut sind, möglichst optimal zu gestalten. In der Regel basieren sie auf **Klinischen Leitlinien** und damit

Anleitungen zur Unterstützung diagnostischer und therapeutischer Entscheidungen über eine angemessene Versorgung für spezifische klinische Umstände. Ihre Grundlage bildet idealerweise die **Evidenzmedizin** (Evidence Based Medicine, EBM), die bei jeder medizinischen Behandlung deren empirisch nachgewiesene Wirksamkeit zum Ziel hat. Das EBM-Konzept sieht vor, dass klinische Entscheidungen auf der besten verfügbaren **Evidenz** und damit auf der Beurteilung der Wirksamkeit einer Behandlung aufgrund möglichst zahlreicher randomisiert-kontrollierten Studien beruhen.

Bei der Planung von **Behandlungskapazitäten** werden die Kapazitätsbedarfe aus der vorliegenden Behandlungsplanung (beispielsweise anhand von Behandlungspfaden) zugrunde gelegt. Zu den dabei zu berücksichtigenden **Kapazitätsarten** zählen bspw. die Personalkapazität, die Kapazität der medizintechnischen Einrichtungen oder auch die Reservekapazität für Eilbehandlungen. Das **Kapazitätsangebot** gibt an, welche Leistung an einem Behandlungsplatz in einem bestimmten Zeitraum erbracht werden kann und richtet sich bspw. nach Arbeitsbeginn, Arbeitsende, Pausendauer oder der Anzahl medizintechnischer Geräte. Der **Kapazitätsbedarf** gibt an, welche Leistung die einzelnen Behandlungsmaßnahmen an einem Behandlungsplatz benötigen.

In der Regel ist zwischen Angebot und Bedarf ein **Kapazitätsabgleich** bspw. durch Verschieben von Behandlungsterminen, Leisten von Überstunden etc. erforderlich.

Die **Behandlungsterminierung** ist so vorzunehmen, dass nicht zu viele Leerlaufzeiten entstehen, aber die Termine auch nicht zu eng liegen und dadurch unnötige Wartezeiten produziert werden. Die benötigten Behandlungszeiten lassen sich in der Regel schätzen oder über einen längeren Zeitraum beobachten. Dadurch können Zeitwerte für gleiche Behandlungsarten dokumentiert und deren rechnerischer Mittelwert als zeitlicher Anhalt für eine bestimmte Behandlung genommen werden. Für einen pünktlichen Ablauf eignen sich auch Vorbereitungsmaßnahmen (s. Tab. 16).

Tab. 16 Maßnahmen zur Behandlungsterminierung

Maßnahme	Beschreibung
Vorlaufzeiten	Bei Änderungen berücksichtigen, damit die Ablaufplanung geändert und Termine anderweitig belegt werden können.
Voraussetzungen klären	Voruntersuchungen und Beratung der Untersuchungsergebnisse mit dem Patienten abschließen; Entscheidung über Behandlungsmaßnahme treffen.
Pufferzeiten	Zeitpuffer und Notfallzonen berücksichtigen.
Vorbereitung	Röntgenbilder, Laborwerte, Anschauungsmaterial, Instrumente bereithalten; rechtzeitige Erstellung der Kostenvorausschätzungen für Selbstzahler.
Planung	Berücksichtigung von Tageszeiten, Wochenenden, Feiertagen, der Möglichkeit, Nachkontrollen durchzuführen.
Information	An Patienten über Verzögerungsursachen.
Verzögerungen	Verdecken gegenüber Patienten durch fraktionierte Wartezeiten, Streckung von Maßnahmen der Behandlungsvorbereitung etc.

4.6   Hygieneorganisation

Hygienegerechtes Arbeiten ist eine wichtige Form der Gesundheitsvorsorge nicht nur für die Patienten, sondern auch für die Mitarbeiter. Zahlreiche rechtliche Regelwerke bestimmen daher die **Hygieneorganisation** im Gesundheitswesen (s. Tab. 17).

Die Umsetzung von hygienischen Maßnahmen in einem **Hygieneplan** ist nach *IfSG* und nach *TRBA 250* letztendlich für das gesamte Gesundheitswesen vorgeschrieben:

- Hygieneplan muss die innerbetrieblichen Verfahrensweisen zur Infektionshygiene umfassen und auf die Situation im jeweiligen Betrieb angepasst sein.
- Maßnahmen der Desinfektion, Sterilisation sind schriftlich festzulegen und deren Einhaltung ist zu überwachen.
- Angaben zum Objekt, Art, Mittel, Zeitpunkt und Verantwortlichkeit über einzelne Hygienemaßnahmen sind aufzuführen.

Bei der Hygieneplanung sind ferner eventuell vorhandene regionale Regelungen und Landesvorschriften zu beachten. Die Hygieneplanung ist jährlich im Hinblick auf ihre Aktualität zu überprüfen und durch Begehungen routinemäßig sowie bei Bedarf zu kontrollieren. Sie muss für alle Mitarbeiter jederzeit zugänglich und einsehbar sein und diese sind mindestens einmal jährlich hinsichtlich der erforderlichen Hygienemaßnahmen zu belehren.

Tab. 17 Beispiele für rechtliche Hygienegrundlagen

Rechtsgrundlage	Inhaltsbeispiele
Infektionsschutzgesetz (IfSG)	Regelt u.a. die Verhütung und Bekämpfung von Infektionskrankheiten; enthält Meldepflichten für bestimmte Krankheiten und Aussagen zu behördlich angeordneten Desinfektionsmaßnahmen, zur Erfassung nosokomialer Infektionen und resistenter Erreger, zur Einhaltung der Infektionshygiene, zu Hygieneplänen und Begehungen.
Medizinprodukte-betreiberverordnung (MPBetreibV)	Regelt u.a. die Aufbereitung von keimarm oder steril zur Anwendung kommenden Medizinprodukten; zusätzlich zu den Richtlinien des Robert-Koch-Instituts (RKI) Vorgabe von Empfehlungen zu den Anforderungen an die Hygiene bei der Aufbereitung von Medizinprodukten.
DIN 1946 Raumlufttechnik	Behandelt in Teil 4 raumlufttechnische Anlagen in Gebäuden und Räumen des Gesundheitswesens.
Technische Regeln für Biologische Arbeitsstoffe im Gesundheitswesen und in der Wohlfahrtspflege, (TRBA 250)	Enthält bspw. Schutzmaßnahmen gegenüber *Methicillinresistente Staphylococcus Aureus-Stämmen (MRSA)*, nach denen Beschäftigte über den Umgang mit MRSA-kolonisierten oder infizierten Patienten sowie über die erforderlichen besonderen Hygienemaßnahmen zu unterrichten sind.

Die Organisation der Hygienearbeiten richtet sich überwiegend nach Art und Umfang der medizinischen Leistungserstellung:

- **Flächendesinfektion**: Bspw. Anforderungen des RKI zum Umgang mit Reinigungs- und Wischtüchern, Sprühdesinfektion, Umgang mit kontaminiertem Material, Einwirkzeiteneinhaltung etc.
- **Händedesinfektion**: Bspw. Einsatz hochdosierter alkoholischer Präparate auf Propanol- und/oder Ethanolbasis (Viruswirksamkeit), Spendereinrichtungen mit Ellenbogenbedienung etc.
- **Hautdesinfektion**: Richtet sich nach Ausmaß und Gefährdungsgrad der Eingriffe (bspw. aufgesprühtes Antiseptikum, satt aufgetragene Antiseptik, Tragen steriler Handschuhe, Kittel etc.).
- **Operationsdesinfektion**: Größter organisatorischer Aufwand nach Ausmaß, Gefährdungs- und Kontaminationsgrad (bspw. nicht kontaminierten Regionen [Gr. I] bis hin zu manifest infizierten Regionen [Gr. IV], u.a. mit Trennung der Personalschleuse und Patientenübergaben in reine und unreine Seiten, chirurgische Händedesinfektion, Zwischendesinfektion patientennaher Flächen, Enddesinfektion etc.)
- Maschinelle Desinfektion bzw. **Sterilisation**: Bezieht sich hauptsächlich auf den Einsatz von Reinigungs-Desinfektions-Geräten (RDG), Sterilisatoren (Autoklaven), Ultraschallreinigungsgeräten etc. (sachgerechte Anwendung bspw. mit Desinfektion, Spülung, Trocknung, Prüfung auf Sauberkeit, Unversehrtheit, Funktionsprüfung, Sterilisation, Verpackung, Kennzeichnung usw.), Sach- und Fachkunde (unkritische/kritische Medizinprodukte), bspw. nach Maßgabe der *Deutschen Gesellschaft für Sterilgutversorgung (DGSV)*

- **Lagerung**: Sachgerechte Lagerbehältnisse (feste Steri-
  lisierbehälter, Container, Klarsichtverpackungen, Ste-
  rilisationsvlies etc.), geeignete Lagerarten (staubarm,
  trocken etc.) sowie Lagerfristen (bis zu 2 Tagen bei un-
  geschützter Lagerung, bis zu 6 Monaten bei geschützter Lagerung, bis zu 5 Jahre mit Umhüllung etc.)

4.7 Veränderungsmanagement

Die Arbeitsabläufe in Klinik- oder Praxisbetrieben sind aufgrund neuer Entwicklungen und Erfahrungen häufig anzu-
passen, mit dem Ziel, sie besser zu gestalten. Veränderungs-
resistenz und mangelnde Anpassung führen oft zu Unzufriedenheit bei den Patienten und beim Personal. Die **Organisationsentwicklung** versucht eine positive Grundeinstellung
für Veränderungen zu erzeugen und eine gemeinsame Vi-
sion, wie die Organisation in der Zukunft ausschauen soll.
Wesentliche organisatorische Veränderungen werden nur
wirksam, wenn sie auf die Interessen und Bedürfnisse der
Mitarbeiter Rücksicht nehmen (s. Abb. 3).

Das **Change Management** (Veränderungsprozess) läuft in
der Regel folgendermaßen ab:

- **Veränderungsbedürfnis**: Problem ist üblicherweise
  noch unscharf beschrieben, die Meinungen der Mitarbeiter über Art, Ausmaß und Lösungsmöglichkeiten gehen auseinander.
- **Diagnose**: Sammlung und Aufbereitung von problem-
  relevanten Daten.

- **Entwicklung**: Planung und Durchführung struktureller und personeller Veränderungen.
- **Stabilisierung**: Eingeleitete Maßnahmen werden fortlaufend überprüft und wenn nötig ergänzt.

Um Veränderungen herbeizuführen, ist es oft entscheidend, auf welcher Ebene mit ihnen begonnen wird:

- **Top-down**: Veränderungen müssen auch bei der Leitung ansetzen und vorgelebt werden; Mitarbeiter sind als Betroffene zu Beteiligten zu machen.

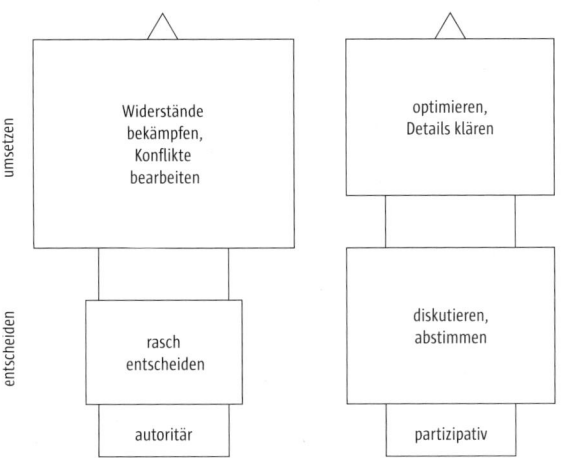

Abb. 3   Aufwand im Veränderungsmanagement

- **Bottom-up**: Berücksichtigt die Bedürfnisse der Mitarbeiter; Schwierigkeit besteht darin, die Leitung von dem Veränderungsbedarf zu überzeugen.
- **Bi-polar**: Veränderungen gehen gleichzeitig von der Leitung und von den Mitarbeitern aus, was eine ideale Unterstützung erwarten lässt.
- **Multiple-nucleus**: Mitarbeiter, die an Veränderungen interessiert sind, können sich daran beteiligen und andere dafür begeistern.

Veränderungen zielen im Wesentlichen auf:

- **Einzelne Mitarbeiter**: Verbesserung der individuellen Arbeitssituation, Steigerung sozialer Kompetenzen, verbesserte Bewältigung hoher Arbeitsbelastungen etc.
- **Mitarbeitergruppen**: Steigerung der Effektivität der Zusammenarbeit, Verbesserung der Beziehungen untereinander etc.
- **Aufbau- und Ablauforganisation**: Reorganisation ineffizienter Prozesse und Strukturen, Anpassung an künftige Anforderungen und die Entwicklung des Gesundheitsmarktes etc.

4.8 Selbstorganisation

Überlastungen der Mitarbeiter in Klinik- oder Praxisbetrieben ergeben sich in der Regel durch Überschneidungen von Aufgaben, da oft viele Dinge gleichzeitig erledigt werden müssen. Um sich selbst und die eigenen Arbeits- und Le-

bensbereiche besser zu organisieren gibt es bewährte
Arbeitstechniken für die tägliche Anwendung:

- **Zielsetzung**: Definition von messbaren Zielinhalten,
  Zielausmaß (was erreicht werden soll), Zieldauer (bis
  wann).
- **Aktivitätenplan**: Aufgaben, Zeitbedarf je Aufgabe,
  Erledigungszeitpunkt.
- **Zeitplan**: Verteilung der Aufgaben nach Prioritäten;
  nur einen Teil der Arbeitszeit fest verplanen; Puffer-
  zeit für Unerwartetes berücksichtigen.
- **Aufgabenkonzentration**: Immer nur eine Aufgabe erledigen, diese jedoch konsequent und zielbewusst.
- **Entscheidungen**: Unwichtige Aufgaben eliminieren,
  von Anderen ausführbare delegieren, verschiebbare
  terminieren, anderweitig zu erledigende rationali-
  sieren.

Die **Tagesablaufplanung** umfasst Regeln, um der Fremdbe-
stimmung zu begegnen (s. Tab. 18).

Bei der **Prioritätensetzung** kann das sog. **Pareto-Prinzip**
helfen, welches von der Erkenntnis ausgeht, dass bereits
20% der richtig eingesetzten Zeit und Energie 80% des ge-
wünschten Ergebnisses erbringen und sich für den Rest das
Verhältnis umdreht (20% Restergebnis erfordern 80% Aufwand).

Zur Prioritätensetzung trägt auch die **ABC-Analyse**, die zur
Einteilung in Aufgabenklassen eingesetzt werden kann (s.
Tab. 19).

Tab. 18 Tagesablaufplanung

Regelbereiche	Beispiele
Maßnahmen	Wichtigste Tagesaufgabe am Anfang; Tagespost später lesen; Probleme direkt angehen; Fixtermine beachten; kurze Entspannungspausen; Routine-arbeiten nachmittags erledigen.
Aufgabenblöcke	Dringende Aufgaben zur Soforterledigung zusammenfassen, Einzelerledigung abstellen, Routinetätigkeiten zu eigenen Blöcken zusammen-fassen.
Arbeitsstil	Individuelle Leistungskurve berücksichtigen; Vorgänge nur einmal in die Hand nehmen; auf Vorgang konzentrieren und erledigen, bevor der neue begonnen wird; mit wichtigen und unangenehmen Dingen anfangen; nur wichtige Dinge sofort erledigen; den nächsten Tag vorplanen.
Kontrolle	Überprüfung, ob auch Ergebnisse erzielt wurden, Verschwendung von Zeit identifizieren, Ursachen-forschung betreiben, unnötige Zeitfresser aufspüren.
Besprechungen	Inhaltlich vorbereiten, Besprechungsziele festlegen, Teilnehmerzahl möglichst gering halten, zeitliche Begrenzung festlegen.
Kommunikation	Telefonate bündeln und vorbereiten, Straffung der Begrüßungsphase, Gespräche zeitig beenden.

Tab. 19 ABC-Analyse zur Selbstorganisation

Klasse	Aufgabe	Bearbeitung
A	geringe Zahl, jedoch für die Funktions-erfüllung sehr wichtig	persönlich
B	durchschnittlich wichtig	delegieren
C	mit geringstem Wert und größtem Anteil an der Arbeitsmenge	delegieren

Auch das bekannte **Eisenhower-Prinzip** orientiert sich an der Dringlichkeit und Wichtigkeit von Aufgaben:

- Sehr wichtig und dringlich → sofort persönlich erledigen.
- Weniger wichtig, aber dringlich → delegieren.
- Sehr wichtig, nicht dringlich → persönlich, später.
- Nicht wichtig, nicht dringlich → weglassen.

Literatur

Braun, G. u.a. (2004): Prozessorientiertes Krankenhaus, Wissenschaftliche Verlagsgesellschaft, Stuttgart

Eiff v., W. u.a. (Hrsg., 2001): Geschäftsprozessmanagement – Methoden und Techniken für das Management von Prozessen im Krankenhaus, Verlag Bertelsmann Stiftung, Gütersloh

Fleßa, S. (2007): Grundzüge der Krankenhausbetriebslehre, Oldenbourg-Verlag, München

Frodl, A. (2011): Organisation im Gesundheitsbetrieb, Gabler GWV Fachverlage, Wiesbaden

Haubrock, M. u.a. (Hrsg., 2009): Betriebswirtschaft und Management in der Gesundheitswirtschaft, 5. Auflg., Huber Verlag, Bern

Krames, S. (2008): Reorganisation im Gesundheitswesen, VDM Verlag Dr. Müller, Saarbrücken

Meißner, T. u.a. (2009): Organisation und Haftung in der ambulanten Pflege, Springer Verlag, Berlin

Reif, K. (2007): Entwicklungsprozesse in der Krankenhausorganisation, VDM Verlag Dr. Müller, Saarbrücken

5 Qualität

5.1 Qualitätsmanagement

Aufgabe eines **Qualitätsmanagements** in Klinik- oder Praxisbetrieben ist es, die Qualität der Behandlungsleistungen permanent zu verbessern und zu sichern. Seine Einrichtung ist im *Sozialgesetzbuch (SGB)* vorgeschrieben. Die **Qualitätssicherung** hat zum Ziel, die Qualität medizinischer Leistungen und Produkte verlässlich zu erhalten, sie langfristig sicherzustellen und damit einen Qualitätsverlust zu vermeiden.

Zu den wichtigsten Konzepten zählen:

- **Qualitätszirkel** (*quality circle*): Regelmäßige Gespräche aller Mitarbeitern über mögliche Qualitätsverbesserungen zur Optimierung der Abläufe und der Patientenzufriedenheit.
- **Total Quality Management** (TQM): Führungsmethode, die die ganzheitliche Durchdringung mit Qualitätsdenken anstrebt.

- **Zertifizierung**: Außenwirksame Bestätigung interner Qualitätsanstrengungen nach verschiedenen Normen und Konzepten durch externe Überprüfung (Auditierung).

Ferner gibt es zahlreiche Einrichtungen, die sich mit Qualitätsmanagement im Gesundheitswesen befassen (s. Tab. 20).

Tab. 20 Beispiele für Qualitätssicherungseinrichtungen

Einrichtung	Beschreibung
Gesellschaft für Qualitätsmanagement in der Gesundheitsversorgung (GQMG)	Fachgesellschaft für Qualitätsmanagement in den Einrichtungen des Gesundheitssystems zur Weiterentwicklung von Methoden des Qualitäts- und klinischem Risikomanagements in der ambulanten, stationären und rehabilitativen Versorgung.
Deutsches Netzwerk für Qualitätsentwicklung in der Pflege (DNQP)	Zusammenschluss von Fachkräften in der Pflege, die sich mit dem Thema Qualitätsentwicklung auseinandersetzen: Entwicklung, Konsentierung und Implementierung evidenzbasierter Expertenstandards sowie Erforschung von Methoden zur Qualitätsmessung
Deutscher Pflegerat (DPR)	Arbeitsgemeinschaft der Pflegeorganisationen und des Hebammenwesens u.a. zur Qualitätsentwicklung in berufsrelevanten Feldern des Gesundheits-, Sozial- und Bildungswesens.
Bundesgeschäftsstelle Qualitätssicherung gGmbH (BQS)	Leitet und koordiniert die externe Qualitätssicherung in deutschen Krankenhäusern durch Vergleich von medizinischen und pflegerischen Krankenhausleistungen in Form von Berichten und Empfehlungen.

Einrichtung	Beschreibung
Gemeinsamer Bundesausschuss (GBA)	Oberstes Beschlussgremium der gemeinsamen Selbstverwaltung, das u.a. Qualitätssicherungsmaßnahmen für ambulante und stationäre Bereiche vorgibt.
Ärztliches Zentrum für Qualität in der Medizin (ÄZQ)	Aufgaben im Bereich der Qualitätssicherung und der ärztlichen Berufsausübung als Kompetenzzentrum für medizinische Leitlinien, Patientensicherheit, evidenzbasierte Medizin etc.
Institut für Qualität und Wirtschaftlichkeit im Gesundheitswesen (IQWiG)	Wissenschaftliches Institut als Einrichtung der Stiftung für Qualität und Wirtschaftlichkeit im Gesundheitswesen gegründet, mit den Aufgaben u.a. Bewertung von Operations- und Diagnoseverfahren, Arzneimitteln, Behandlungsleitlinien.
Paul-Ehrlich-Institut (PEI)	Genehmigung klinischer Prüfungen und die Zulassung bestimmter Arzneimittelgruppen
Medizinischer Dienst der Krankenversicherung (MDK)	Berät die gesetzlichen Krankenkassen und ihre Verbände in Fragen der Versorgung, wozu auch die Qualitätssicherung in der ambulanten und der stationären Versorgung gehört.

5.2 ISO 9000ff.

Bei der *DIN EN ISO 9000ff.* handelt es sich um eine Gruppe von Managementsystemnormen, die sich auch in Klinik- oder Praxisbetrieben anwenden lassen. Sie beschreiben, was durch die Elemente eines Qualitätsmanagementsystems erfüllt werden soll, nicht aber, wie diese Elemente auszugestalten und umzusetzen sind. Die Darlegungsmodelle (*ISO*

9001-9003) legen fest, was für die einzelnen Qualitätsmanage-
mentelemente gefordert wird und wie es darzulegen ist (s.
Tab. 21).

Tab. 21 Elemente eines Qualitätsmanagements nach ISO 9000ff.

Element	Beschreibung
Qualitätsmanagement-handbuch	Beschreibt als Dokumentation das Qualitätsmanagementsystem, die Zuständigkeiten, die Tätigkeiten und Abläufe.
Klinik- bzw. Praxisleitung	Qualitätspolitik ist zu bestimmen und sicherzustellen, dass sie eingehalten wird; Festlegung von Zuständigkeiten, Verantwortlichkeiten und Befugnissen.
Verfahrens-beschreibungen	Dokumentiert anhand von Ablaufdiagrammen die Art und Weise, wie die Tätigkeiten ausgeführt werden; Verfahren und Anweisungen müssen im betrieblichen Ablauf beachtet werden.
Dokumente und Patientendaten	Herausgabe und Überwachungsverfahren für die Vollzähligkeit und -ständigkeit der Patientenunterlagen müssen geregelt sein; Änderungen müssen eingearbeitet, überprüft und freigegeben werden.
Neu- und Weiter-entwicklungen	Weiterentwicklung von Behandlungsleistungen, medizinischen Produkten oder Therapien durch geplantes und systematisches Vorgehen und ausreichenden Prüfungen.
Prozesssteuerung	Abläufe unter beherrschten Bedingungen; Arbeitsanweisungen; Verhinderung eines Ausfall der Betriebsfähigkeit; Beachtung einschlägiger Gesetze, Verordnungen und Normen.

Element	Beschreibung
Rückverfolgbarkeit	Medizinische Behandlungsdokumentation zur Nachvollziehbarkeit einer Behandlungsleistung muss gegeben sein.
Messeinrichtungen	Medizintechnische Messeinrichtungen müssen regelmäßig überwacht, gewartet und kalibriert werden.
Prüfungen	Vorhandensein von Regelungen und Zuständigkeiten für die Prüfung von Laboruntersuchungen oder Abrechnungsunterlagen; Nachweise, dass alle medizinischen Produkte, geprüft und zugelassen sind.
Prüfzustand	Prüfstatus von Untersuchungsergebnissen, Blut- oder Urinproben etc. muss jederzeit auch für Mitarbeiter ersichtlich sein, die nicht mit der Untersuchung beauftragt waren.
Qualitäts-aufzeichnungen	Leserliche und leicht auffindbare Dokumentation der Behandlungs- und Servicequalität.
Korrektur- und Vorbeugungs-maßnahmen	Verfahren, um Fehler zu entdecken, Fehlerursachen aufzufinden und Wiederholfehler zu vermeiden.
Aus- und Weiterbildung	Ausreichende Qualifizierung und Schulung der Mitarbeiter.
Interne Qualitätsprüfungen	Regelmäßig Überprüfung des Qualitätsmanagementsystems auf Wirksamkeit und Eignung zur Erfüllung der Qualitätsziele.
Nachbetreuung	Verfahren für eine medizinisch notwendige Nachbetreuung und Rückmeldungen vom Patienten über die Behandlungsleistung.

5.3 QEP

Qualität und Entwicklung in Praxen (QEP) wurde u.a. von der *Kassenärztlichen Bundesvereinigung (KBV)* speziell für Arztpraxen entwickelt und ab 2005 eingeführt. Es besteht aus drei Hauptelementen (s. Tab. 22).

Bei der Zertifizierung wird die Umsetzung aller relevanten Nachweise bzw. Indikatoren des Qualitätszielkatalogs durch

Tab. 22 QEP-Elemente

Elemente	Beschreibung
Qualitätsziel-katalog	Besteht aus mehreren Kapiteln (Praxisführung und -organisation, Patientenversorgung, Patientenrechte und Patientensicherheit, Mitarbeiter und Fortbildung, Aufgaben der Qualitätsentwicklung u.a.); sie sind in Anlehnung an den Ablauf der Patientenversorgung gestaltet, sollen als Anregung genutzt werden und greifen bestehende gesetzliche Verpflichtungen und Vorgaben auf.
Manual	Umfasst Vorschläge zur Umsetzung des Qualitätszielkatalogs in Form von Maßnahmenplänen und Selbstbewertungslisten für den Aufbau eines QM-Systems, Mustervordrucken und Checklisten für das eigene Praxishandbuch, Dokumentationshinweisen, Hilfen zu organisatorischen Aspekten, Beispielen für interne Regelungen, Checklisten für die Selbst- und Fremdbewertung als Vorbereitung auf eine Zertifizierung.
Einführungs-seminare	Werden von den KVen und Berufsverbänden nach einem einheitlichen Curriculum angeboten und vermitteln die Voraussetzungen für die Einführung von QEP in der Praxis.

die Praxis von einem neutralen Dritten geprüft und bestätigt. Eine von der *KBV* akkreditierte Zertifizierungsstelle wird mit der Zertifizierung beauftragt. Als **Visitoren** gelangen Personen mit beruflicher Erfahrung aus dem ambulanten Gesundheitswesen zum Einsatz, die von der *KBV* akkreditiert und berechtigt sind, nach dem *QEP*-Verfahren Praxisvisitationen durchzuführen. Im Zertifizierungsverfahren

- wird überprüft, ob die Praxis alle notwendigen Dokumente des QM-Praxishandbuches eingereicht hat,
- begutachtet der Visitor, inwieweit die Inhalte des QM-Praxishandbuches den Vorgaben des Qualitätszielkataloges entsprechen,
- wird durch eine Praxisbegehung, Mitarbeitergespräche, Gesprächen mit der Praxisleitung und anhand der Dokumente überprüft, inwieweit die praktische Umsetzung in der Praxis den Anforderungen des Qualitätszielkataloges entspricht.

5.4 EPA

Das **Europäisches Praxisassessment** (EPA) des *AQUA-Institut für angewandte Qualitätsförderung und Forschung im Gesundheitswesen GmbH* entstand im Rahmen einer Kooperation von Wissenschaftlern der Universitäten Göttingen und Hannover im Rahmen der 1993 gegründeten *Arbeitsgemeinschaft Qualitätssicherung in der ambulanten Versorgung* und bietet ebenfalls ein Qualitätsmanagement für Arztpraxen auf der Grundlage in mehreren Ländern erfolgreich eingesetzter Programme zur Qualitätsförderung und Professionalisierung in der Allgemeinmedizin.

EPA umfasst u.a. Modelle für Hausärzte, Zahnmediziner, Kinder- und Jugendmediziner, Medizinische Versorgungszentren (MVZ) und Ärzte sonstiger Fachrichtungen. Anhand von spezifischen Qualitätsindikatoren werden Potenziale zur Verbesserung der Organisation und medizinischen Qualität für einzelne Organisationseinheiten sowie für die Gesamteinrichtung ermittelt.

Die Vorgehensweise beim MVZ-Assessment gestaltet sich bspw. folgendermaßen:

- Durchführung von Befragungen (Patienten- und Mitarbeiterbefragung, Selbstbewertung der Leitung),
- Durchführung von Visitationen (Begehung, Interview, Auswertung),
- Umsetzung von Qualitätsmaßnahmen.

Die in der Regel drei Jahre gültig Zertifizierung lässt sich erwerben

- wenn das jeweilige EPA-Verfahren vollständig durchlaufen ist,
- die Basisanforderungen zur Einführung von EPA erfüllt sind,
- jede Organisationseinheit die festgelegten Anforderungen erfüllt hat und
- zusätzlich mehrere spezifische Zertifizierungskriterien eingehalten werden.

5.5 KTQ

Ein im Krankenhausbereich weit verbreitetes Zertifizierungsverfahren von Qualitätsmanagementsystemen im Gesundheitswesen ist die **Kooperation für Transparenz und Qualität im Gesundheitswesen** (KTQ). Sie wurde 1997 angesichts der sich abzeichnenden gesetzlichen Verpflichtung u.a. von den Krankenkassenverbänden, der *Bundesärztekammer (BÄK)* und dem *Deutschen Pflegerat (DPR)* gegründet.

Die Zertifizierung beginnt mit einer Selbstbewertung, bei der die Mitarbeiter ihre Leistungen anhand eines Kriterienkatalogs bewerten (s. Tab. 23).

Tab. 23 KTQ-Kriterienkatalog

Kriterium	Beschreibung
Führung	Leitbild, Zielsystem, ethische Aufgaben.
Patientenorientierung	Darstellung des Patientendurchlaufprozesses mit Aufnahme, Ersteinschätzung, Behandlungsplanung und -durchführung, Entlassung.
Mitarbeiterorientierung	Personalplanung, Mitarbeiterqualifikation, Mitarbeiterintegration.
Qualitätsmanagement	Einbindung aller Bereiche in das Qualitätsmanagement, Durchführung qualitätssichernder Maßnahmen, Entwicklung von Leitlinien und Standards, Sammlung und Pflege qualitätsrelevanter Daten.
Sicherheit	Arbeitsbedingungen, betriebliche Hygiene, Umgang mit medizinischen Materialien, Umweltschutz, Arbeitsschutz, Hygienerichtlinien.
IuK-Systeme	Umgang mit Patientendaten, Informationsweiterleitung, Nutzung von Informations- und Kommunikationstechnologien.

Anhand einer einheitlichen Bewertungssystematik werden der Erreichungsgrad (Qualität der Kriterienerfüllung) und der Durchdringungsgrad (Breite der Umsetzung in allen Bereichen) qualifiziert, wobei die Kriterien folgendermaßen angewendet werden:

- **Planung**: Planung der Prozesse, auf die sich das jeweilige Kriterium bezieht, sowie die geregelten Verantwortlichkeiten.
- **Durchführung**: „Ist-Zustand" bzw. die Umsetzung der Prozesse, auf die sich das Kriterium bezieht.
- **Kontrolle**: Regelmäßige, nachvollziehbare Überprüfung und Bewertung der Zielerreichung der zuvor dargestellten Prozesse anhand von Messzahlen.
- **Aktion**: Die in eine erneute Prozessplanung eingehenden Verbesserungsmaßnahmen aufgrund der zuvor dargestellten Prozesse.

Bei Arzt- und Zahnarztpraxen beschränkt sich die Überprüfung auf das Maß der Anforderungserfüllung.

Nach der Selbstbewertung überprüfen Visitoren, die von bei der KTQ akkreditierten Zertifizierungsstellen entsandt werden, als aktive Führungskräfte, Fachkollegen und Gutachter im Rahmen einer Fremdbewertung mittels dialogorientierter Befragungen und Begehungen.

In einem Qualitätsbericht werden die konkreten Leistungen, Strukturdaten und Prozessabläufe auf der KTQ-Homepage für die Öffentlichkeit transparent gemacht.

5.6 EFQM

Das **EFQM-Modell** für Qualitätsmanagement der *European Foundation for Quality Management*, einer von führenden Unternehmen 1988 gegründeten gemeinnützigen Organisation mit dem Ziel, treibende Kraft für nachhaltiges Qualitätsmanagement in Europa zu sein, zeigt auf, wo sich der Klinik- oder Praxisbetrieb auf dem Weg zu einem Qualitätsmanagementsystem befindet, trägt dazu bei, Schwachstellen zu erkennen und regt zu Problemlösungen an:

- **Einfaches Modell**: Umfasst die drei Elemente Menschen (Mitarbeiter, Patienten), Prozesse (Behandlungsabläufe) und Ergebnisse (Behandlungsergebnisse).
- **Erweitertes Modell** (s. Tab. 24): Besteht aus fünf Voraussetzungen („enablers": Führung, Strategie, Mitarbeiter, Partnerschaften/Ressourcen, Prozesse) und vier Ergebniskriterien („results": Mitarbeiter-, Patientenergebnisse, gesellschaftsbezogene Ergebnisse, betriebswirtschaftliche Ergebnisse).

Die Bewertung der Erreichung bzw. Einhaltung der Kriterien erfolgt in drei Stufen:

- **Selbstbewertung**: Jeweils 500 Punkte sind in den fünf Enablers und in den vier Results erreichbar.
- **Committed to Excellence**: Selbstbewertung, zuzüglich Priorisierung der Verbesserungspotenziale, mindestens drei erfolgreich umgesetzte Verbesserungsprojekte, Begutachtung durch einen Prüfer.
- **Recognized for Excellence**: Erweiterte Selbstbewertung bzw. Datenerhebung durch Prüfer vor Ort.

Tab. 24 Enablers und Results im EFQM-Modell

Kriterium	Beschreibung
Enablers	
Führung	Verhalten aller Führungskräfte, um die Einrichtung zu umfassender Qualität zu führen.
Mitarbeiter	Würdigung und Anerkennung ihrer Anstrengungen und Erfolge.
Strategie	Daseinszweck, Wertesystem, Leitbild und strategische Ausrichtung sowie die Art und Weise der Verwirklichung dieser Aspekte.
Partnerschaften/ Ressourcen	Handhabung finanzieller Ressourcen und Informationsressourcen, Gestaltung der Lieferantenbeziehungen, Bewirtschaftung des medizinischen Verbrauchsmaterials, der Gebäude, Behandlungseinrichtungen, Umgang mit modernen medizinischen Technologien.
Prozesse	Identifizierung, Überprüfung und Änderung von Abläufen, um Verbesserungen zu erzielen.
Results	
Mitarbeiterergebnisse	Planung und Verbesserung der Mitarbeiterressourcen, Aufrechterhaltung und Weiterentwicklung ihrer Fähigkeiten, Zielvereinbarung, Leistungsanerkennung.
Patientenergebnisse	Patientenzufriedenheit, Beurteilung der Behandlungs- und Serviceleistungen aus der Sicht der Patienten.
Umfeldergebnisse	Leistungen im Hinblick auf die Erfüllung der Bedürfnisse und Erwartungen des gesellschaftlichen Umfeldes.
Betriebswirtschaftliche Ergebnisse	Festlegung von Kennzahlen und finanzielle Messgrößen zur Bewertung der betrieblichen Gesamtleistung.

Literatur

AQUA – Institut für angewandte Qualitätsförderung und Forschung im Gesundheitswesen GmbH: Was ist EPA?, http://www.europaeisches-praxisassessment.de/epa/front_content.php?idcat=5; Abfrage: 16.04.2012

Frodl, A. (2012): Logistik und Qualitätsmanagement in Gesundheitsbetrieben, Springer Gabler, Wiesbaden

Kassenärztliche Bundesvereinigung (KBV): QEP – In der Praxis, http://www.kbv.de/qep/11469.html; Abfrage: 21.04.2012

Kooperation für Qualität und Transparenz im Gesundheitswesen (KTQ): KTQ – unser Zertifizierungsverfahren, http://www.ktq.de/ktq_verfahren/index.php; Abfrage: 19.04.2012

LWL Pflegezentrum Marsberg: Pflegequalität, http://www.lwl.org/LWL/Gesundheit/psychiatrieverbund/P/pz_marsberg/Qualitaetssicherung/; Abfrage: 15.04.2012

Universitätsklinikum Freiburg i. Breisgau: Qualitätsmanagement, http://www.uniklinik-freiburg.de/kliniqm/live/ktq-zertifizierung.html; Abfrage: 21.04.2012

6 Finanzen und Investitionen

6.1 Liquidität

Liquidität bedeutet Zahlungsfähigkeit und damit allen Verbindlichkeiten möglichst jederzeit, uneingeschränkt und fristgerecht nachkommen zu können, damit ein Liquiditätsmangel nicht zur Zahlungsunfähigkeit führt bzw. die Ursache für eine Insolvenz darstellt:

- **Barliquidität**: Unmittelbar zur Zahlung geeignet (Bargeld- und Kassenbestände, Tagesgelder etc.).
- **Einzugsbedingte Liquidität**: Kurzfristige Umwandlung in Barmittel (Forderungen aus Leistungen an Patienten etc.).
- **Umsatzbedingte Liquidität**: Vermögen, das erst veräußert werden muss (Immobilien, medizintechn. Geräte etc.).
- **Illiquide Mittel**: Vermögen, das bspw. nur bei Verpfändung eingesetzt werden kann.

Die *relative* Liquidität bezeichnet das Verhältnis zwischen Zahlungsmitteln und Verbindlichkeiten, wobei der 3. Liquiditätsgrad einen Wert von mindestens 2 aufweisen sollte und der Wert 1 bezüglich des 2. Liquiditätsgrades eine kritische Zahl darstellt (s. Abb. 4):

- **Verbindlichkeiten**: Schulden, über deren Ursache und Höhe keine Zweifel bestehen, und die kurzfristig fällig werden.
- **Umlaufvermögen**: Besteht aus allen Vermögensgegenständen, die kurzfristig in die Behandlungs- oder Pflegetätigkeit eingehen oder wieder veräußert werden können.

Zur finanzwirtschaftlichen Steuerung ist eine dynamische **Liquiditätsplanung** erforderlich (s. Tab. 25).

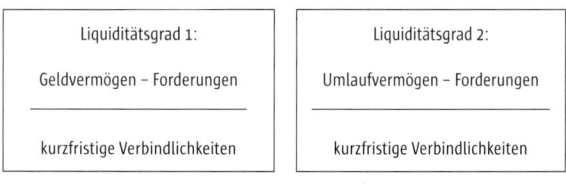

Liquiditätsgrad 1:

Geldvermögen – Forderungen
_____
kurzfristige Verbindlichkeiten

Liquiditätsgrad 2:

Umlaufvermögen – Forderungen
_____
kurzfristige Verbindlichkeiten

Liquiditätsgrad 3:

Geldvermögen + Vorräte
_____
kurzfristige Verbindlichkeiten

Abb. 4 Liquiditätsgrade

Tab. 25 Beispielinhalte Finanz- und Liquiditätsplan

Inhalte	Beispiele
Anfangsbestand	Anfangsbestand aller Zahlungsmittel
Geplante Einnahmen	Einnahmen aus Privat- und Kassenliquidation, Zinseinnahmen, Anzahlungen von Patienten
Geplante Ausgaben	Steuern, Zinsleistungen, Tilgungen, Privatentnahmen, Ausgaben für Material, Personal, Beiträge, Versicherungen, Miete etc.
Endbestand	Endbestand aller Zahlungsmittel

Liquiditätskennzahlen informieren über die Zahlungsfähigkeit, wie bspw.

- **Verschuldungsquote**: Ergibt sich aus dem Verhältnis zwischen Fremdkapital und Eigenkapital.
- **Cash-Flow:** Ergibt sich aus der Summe aus Jahresüberschuss und nicht liquiditätswirksamen Aufwendungen, abzüglich nicht liquiditätswirksamer Erträge.

Liquiditätsregeln beruhen auf allgemeinen betriebswirtschaftlichen Erfahrungswerten:

- **„Goldene" Liquiditäts- oder Finanzierungsregel**: Fristigkeiten des finanzierten Vermögens müssen stets mit der des dazu verwendeten Kapitals übereinstimmen.
- **Eins-zu-Eins-Regel**: Eigen- und Fremdkapital sollten möglichst gleich groß sein, das Eigenkapital sollte besser noch überwiegen.
- **Allgemeine Liquiditätsregel**: Liquidität wird stets der Vorzug vor Rentabilität gegeben.

6.2 Investitionsrechnung

Zur Anschaffung von langfristig nutzbaren Betriebsmitteln zur Erstellung von Behandlungs- oder Pflegeleistungen ist eine **Investitionsplanung** durchzuführen, bei der u.a. zu berücksichtigen sind:

- Ausgehende Zahlungen (bspw. Kaufpreis eines medizintechnischen Gerätes, Folgekosten für Wartung, Reparatur und Ersatzteile etc.).
- Eingehende Zahlungen (bspw. Restwerterlös, Rechnungsstellung für den Behandlungseinsatz etc.).
- **Abschreibungen**: Über die Nutzungsdauer verteilte Wertminderung, der das Investitionsobjekt aufgrund seiner Alterung unterliegt.

Die Investitionsrechnung liefert Aussagen über die Wirtschaftlichkeit einer Investition oder mehrerer Investitionsalternativen. Die wichtigsten finanzmathematischen Verfahren sind:

- **Rentabilitätsrechnung**: Ermittlung und Gegenüberstellung der Rentabilität für verschiedene Investitionsobjekte

(ø erwarteter Betriebsgewinn ÷ ø investiertes Kapital) x 100

- **Kostenvergleichsrechnung**: Bei verschiedenen Investitionsobjekten werden die mit der Erbringung der Behandlungsleistung anfallenden Kosten verglichen.
- **Gewinnvergleichsrechnung**: Es werden die zurechenbaren Gewinne (Einnahmen – Kosten) verglichen.

- **Kapitalwertmethode**: Abzinsung erwarteter Gewinne über die Lebensdauer mit Zinsfuß (i) auf den Zeitpunkt vor der Investition:

$$K_0 (z,i) = \Sigma \left((Einnahmen - Ausgaben) \div (1+i)^t\right) + (Restwert \div (1+i)^n) \geq 0$$

- **Interner Zinsfuß**: Verzinsung des angelegten Kapitals bei Kapitalwert = 0.
- **Amortisationsrechnung**: Zeitspanne, in der das investierte Kapital wieder hereingewirtschaftet wird, als Kriterium

$$Amortisationsdauer = Anschaffungswert \div Reingewinn (+ Abschreibungen)$$

- **Annuitätenmethode**: Ermittlung der durchschnittlichen jährlichen Einnahmen und Ausgaben mit Zinseszinsrechnung (Annuitäten). Vorteilhaft, wenn Einnahmeannuitäten > Ausgabeannuitäten.
- **Vermögensendwertverfahren**: Aufzinsung der Zahlungen auf das Planungszeitraumende; entspricht ansonsten Kapitalwertmethode.
- **Sollzinssatzverfahren**: Aufzinsung der Zahlungen auf den Finalwert; entspricht ansonsten Interner Zinsfuß.

Um zusätzlich qualitative Argumente berücksichtigen zu können, sind bspw. Verfahren wie die Nutzwertanalyse anzuwenden.

Mit Hilfe der **Aufzinsung** ist ermittelbar, welchen Wert eine Kapitalanlage ohne Zinsausschüttung am Ende der Laufzeit bei einem angenommenen Zinssatz erreicht.

》》》 *Endbetrag KB_n der Kapitalanlage wird aus einem Anfangsbetrag KB_0 mit dem* **Aufzinsungsfaktor** *ermittelt: $KB_n = KB_0 * (1+i)^n$*

Durch **Abzinsung** lässt sich errechnen, welchen Betrag aufgewendet werden muss, um bei Vorgabe von Zinssatz und Laufzeit einen bestimmten Betrag zu erzielen (ein nach n Jahren fälliger Kapitalbetrag KB_n unter Berücksichtigung von Zins und Zinseszins wird auf einen jetzt fälligen Kapitalbetrag KB_0 [Barwert] abgebildet). Durch Multiplikation des zukünftigen Wertes mit dem *Abzinsungsfaktor* wird der *Barwert* errechnet:

》》》 *$KB_0 = KB_n * [1 \div (1+i)^n]$.*

Die **Rendite** bezeichnet den Gesamterfolg einer Geld- oder Kapitalanlage. Die **Rentabilität** bezeichnet das Verhältnis zwischen einer Erfolgsgröße und dem eingesetzten Kapital. Die **Eigenkapitalrentabilität** weist aus, ob der Einsatz des Eigenkapitals eine gewisse Mindestverzinsung erfahren hat. Der **Return on Investment** (**RoI**) errechnet sich üblicherweise aus dem Verhältnis des gesamten investierten Kapitals und des Umsatzes zum Gewinn.

6.3 Finanzierungsformen

Die **Finanzierung** befasst sich mit der Beschaffung und Rückzahlung der finanziellen Mittel, die für Investitionen notwendig sind.

Die **Innenfinanzierung** vollzieht sich ohne Beanspruchung von möglichen Anteilseignern und Gläubigern aus dem Überschuss für erbrachte Leistungen (s. Tab. 26).

Tab. 26 Beispiele für Innenfinanzierungsformen

Form	Beschreibung
Selbstfinanzierung	Einbehaltung von Teilen des Gewinns und dadurch Erhöhung des vorhandenen Eigenkapitals.
Rücklagen-finanzierung	Finanzielle Reserven in Form von Gewinnrücklagen (aus dem Ergebnis gebildete Rücklagen) und Kapitalrücklagen (u.a. der Gegenwert eines bei der Emission von Anteilen erzielten Aufgeldes).
Abschreibungs-finanzierung	Rückfluss der Abschreibungen in den Umsatz.
Rückstellungs-finanzierung	Bindung finanzieller Mittel aufgrund der Minderung des Jahresüberschusses durch Zuführungen zu Rückstellungen.

Bei der **Außenfinanzierung** wird Kapital durch Dritte (Banken, Lieferanten) leihweise zur Verfügung gestellt (s. Tab. 27):

Tab. 27 Beispiele für Außenfinanzierungsformen

Form	Beschreibung
Darlehen	Kredit, der in einer Summe oder in Teilbeträgen zur Verfügung gestellt wird und in festgelegten Raten oder auf einmal nach Ablauf der Laufzeit zurückzuzahlen ist.
Bürgschaft	Verpflichtender Vertrag, durch den sich der Bürge gegenüber dem Gläubiger bereit erklärt, für die Erfüllung der Verbindlichkeiten des Schuldners einzustehen.
Beteiligung	Eigentümer führen von außen Kapital zu, bspw. durch Erhöhung der Kapitalanteile oder durch Aufnahme zusätzlicher Gesellschafter.

Factoring stellt einen Ankauf von Geldforderungen gegen Patienten aus Behandlungsleistungen durch ein Finanzierungsinstitut (Factor) dar. Das Factoringinstitut übernimmt hierbei gegen Entgelt das Ausfallrisiko, die Buchführung sowie das Mahnwesen und stellt sofort Liquidität zur Verfügung.

Leasing bedeutet die Anmietung von Wirtschaftsgütern für eine vertragsgemäße Nutzungsdauer. Als Gegenleistung für die Nutzung sind regelmäßige gleich bleibende Zahlungen (Leasingraten) oder auch eine Miet-Sonderzahlung zu erbringen.

Der **Mietkauf** stellt im Gegensatz zum Leasing eine Art Ratenkaufvertrag dar.

Venture Capital (VC) ist eine besondere Form der Beteiligung, welches insbesondere zur Finanzierung von Investitionen im Gesundheitswesen durch Risiko- oder Wagniskapital über einen bestimmten Zeitraum verbunden und mit unternehmerischer Beratung dient.

Bei **Sozialrendite-Kapital** stehen nicht die besten Marktrenditen für potenzielle Anleger im Vordergrund, sondern ein monetärer Renditeverzicht und die Erwartungen in eine soziale Anlage mit entsprechender Nutzenstiftung.

Sofern im Gesundheitswesen Aufwandsträger die Finanzierung nicht ohnehin bereits mit öffentlichen Mitteln unterstützen, stehen auch öffentliche **Fördermittel** zur Verfügung. Im Rahmen gewerblicher Wirtschaftsförderung gibt es dazu Förderbanken und teilweise eigene Bürgschaftsbanken. Als Förderungsinstrumente werden langfristige zinsgünstige Darlehen, Bürgschaften und Garantien, Zuschüsse und stille Beteiligungen eingesetzt.

6.4 Kreditwesen

Die **Kreditfähigkeit** ist eine wichtige Voraussetzung, um einen Kreditvertrag abschließen zu können. Über sie verfügen voll geschäftsfähige natürliche Personen und juristische Personen. Die **Kreditwürdigkeit** wird häufig mit der **Bonität** gleichgesetzt und umschreibt die erwartete Eigenschaft, den sich aus dem Kreditvertrag ergebenden Verpflichtungen nachkommen zu können. Dazu wird in der Regel im Rahmen der Bonitätsprüfung ein **Rating** als standardisierte Bonitätsbeurteilung nach einheitlichen und konsistenten Verfahren durchgeführt. Es bezieht auch die Überprüfung von **Sicherheiten** mit ein, als Gewährleistung für die Rückzahlung eines Darlehens (s. Tab. 28).

Tab. 28 Beispiele für Kreditsicherheiten

Form	Beschreibung
Sicherungsübereignung	Sachsicherheit, die in einer Übertragung von treuhänderischem Eigentum an Sachen zur Absicherung von Forderungen besteht.
Hypothek	Grundpfandrecht, gehört zu den Sachsicherheiten, ist mit einer zu sichernden Forderung verknüpft und verringert sich mit der Verminderung des Kredits.
Grundschuld	Ist vom eigentlichen Darlehen unabhängig, wird ins Grundbuch eingetragen und bleibt auch nach der Laufzeit des Darlehens in voller Höhe bestehen, bis sie im Grundbuch gelöscht wird.
Schuldmitübernahme	Mitverpflichtung und bürgschaftsähnliche Sicherheit, durch die eine Verpflichtung entsteht, zusätzlich zum Schuldner für dieselbe Verbindlichkeit einzustehen.

Mit der **Beleihungsgrenze** wird bei der Beleihung von Sicherheiten angegeben, bis zu welchem Teilbetrag des Beleihungswertes ein **Pfandrecht** als Verwertungsrecht und damit als Sicherheit zur Verfügung steht. Aufgrund der Sicherheitenabtretung ist letztendlich eine **Zwangsvollstreckung** möglich, die die Durchsetzung privatrechtlicher, vollstreckbarer Ansprüche durch staatliche Zwangsmaßnahmen in das Vermögen darstellt.

Als **Tilgung** wird die planmäßig oder außerplanmäßig erfolgende Rückzahlung von Geldkapital aller Art in Teilbeträgen bezeichnet:

- **Annuitätendarlehen:** Darlehen das durch gleich bleibende Jahresleistungen (Annuitäten) zurückgezahlt wird und bei dem durch Tilgungsverrechnung mit fortschreitender Darlehenslaufzeit die Tilgungsbeträge um die „ersparten" Zinsen steigen.
- **Abzahlungsdarlehen:** Fallende Jahresleistungen aufgrund gleich bleibender Tilgungsanteil und fallender Zinsanteil.
- **Festdarlehen**: Kredit wird am Ende der Laufzeit in einer Summe zurückgezahlt.

Bei Endverbrauchern ist beim Angebot von und bei der Werbung mit Krediten als Preis die Gesamtbelastung pro Jahr in einem Prozentsatz des Kredites anzugeben und als **Effektivzins** zu bezeichnen.

Die **Vorfälligkeitsgebühr** stellt einen Betrag dar, der bei vorzeitiger Kündigung eines langfristigen Kredits in Rechnung gestellt wird. Sie umfasst den dadurch der Bank entstehenden Zinsschaden (Zinsmargenschaden, Zinsverschlechterungsschaden) und üblicherweise eine Bearbeitungsgebühr, abzüglich der Einsparungen der Bank an Verwaltungsgeldern und an Risikokosten.

Literatur

Bank für Sozialwirtschaft, BFS-ServiceGmbH: Das technische Verfahren – Abrechnungsservice mit online-factoring, http://www.bfs-service.de/das-technische-verfahren.html; Abfrage: 24.07.2012

Frodl, A. (2011). Finanzierung in Investitionen im Gesundheitsbetrieb, Gabler GWV Fachverlage, Wiesbaden

Kassenärztliche Bundesvereinigung (KBV): Moderne Investitionsförderung für Arztpraxen, http://www.kbv.de/publikationen/25570.html; Abfrage: 27.08.2012

Kobabe, R. u.a. (2007): Finanzierung, Schäffer-Poeschel-Verlag, Stuttgart

Koss, C. (2007): Basiswissen Finanzierung, Gabler GWV Fachverlage, Wiesbaden

Kruschwitz, K. (2007): Finanzierung und Investition, Oldenbourg-Verlag, München

Peppmeier, A. u.a. (2007): Investition und Finanzierung, Gabler GWV Fachverlage, Wiesbaden

7 Kosten

7.1 Kostenarten

Die einzelnen **Kostenarten** im Gesundheitswesen lassen sich bspw. nach ihrem *Entstehungsgrund* einteilen (Personalkosten, Kosten für Verwaltungs- und Laborbedarf, Versicherungsprämien, Kammerbeiträge etc.). Anhand von Überweisungsbelegen, Quittungen, Rechnungen etc. lassen sie sich problemlos ermitteln.

Zur Ermittlung von Materialkosten für medizinisches Verbrauchsmaterial ist die Verbrauchsmenge pro Zeitperiode eine wichtige Kenngröße, für deren Bestimmung es hauptsächlich folgende Methoden gibt:

- **Inventurmethode**: Materialverbrauch entspricht der Differenz zwischen Anfangsbestand und Endbestand.
- **Skontrationsmethode**: Materialverbrauch entspricht bei einer Materialbestandsführung der Summe der Materialentnahmen.

Teilt man die Kosten nach der *Zurechenbarkeit* ein, so erhält man folgende Gruppen:

- **Einzelkosten**: Kosten, die bspw. einer Behandlungsleistung direkt zugerechnet werden können (bspw. Kosten für Einmalhandschuhe, Desinfektionsmittel etc.).
- **Gemeinkosten**: Kosten, die sich nur indirekt, unter Zuhilfenahme von Verteilungsschlüssel einzelnen Behandlungs- oder Pflegeleistungen zurechnen lassen (bspw. Reinigungskosten etc.).

Ist das Unterscheidungsmerkmal die *Leistungsausbringung*, so ergibt sich folgende Einteilung:

- **Fixkosten**: Konstante Kosten, die beschäftigungsunabhängig entstehen und sich bei unterschiedlicher Leistungsmenge nicht verändern (bspw. Mieten, Versicherungsbeiträge etc.).
- **Variable Kosten**: Veränderliche, beschäftigungsabhängige Kosten, deren Höhe sich bei Veränderung der Leistungserstellungsmenge ändert (bspw. Kosten für medizinisches Verbrauchsmaterial).
- **Gesamtkosten**: Summe aus fixen und variablen Kosten.

Als **Grenzkosten** werden die Kosten bezeichnet, die aufgrund der Durchführung eines zusätzlichen Behandlungsfalles bzw. Pflegemaßnahme entstehen.

7.2 Kostenstellen

Bei den **Kostenstellen** handelt es sich um abgegrenzte Verantwortungsbereiche (Organisationseinheiten), denen die

Kosten nach dem Verursachungsprinzip zugeordnet werden. Dazu wird in einem **Kostenstellenplan** festgelegt, wie die Stelleneinzel- und -gemeinkosten ermittelt und welchen Stellen sie zugeordnet werden (bspw. Leitung und Verwaltung, Ausbildung, Fortbildung, Personaleinrichtungen, Versorgungseinrichtungen etc.):

- **Stelleneinzelkosten**: Kosten, die nachweisbar durch die Leistungserstellung innerhalb einer Kostenstelle entstanden sind.
- **Stellengemeinkosten**: Kosten, die innerhalb mehrerer Kostenstellen entstanden sind und möglichst verursachungsgerecht auf sie aufgeteilt werden.

Wichtig ist dabei, dass sich die Kostenbelege der jeweiligen Kostenstelle genau zuordnen lassen. Die Aussagekraft von Sammelkostenstellen ist sehr gering.

Zur Aufteilung der Stellengemeinkosten dient der **Betriebsabrechnungsbogen** (BAB) als Hilfsinstrument. Mit seiner Hilfe lassen sich die die Gemeinkosten anteilig auf die einzelnen Verbrauchsstellen verteilen (s. Tab. 29).

Tab. 29   Einfaches BAB-Beispiel

Stelle/Schlüssel Kostenart	Verwaltung/1	Behandlung/2	Labor/1
Miete	1.000	2.000	1.000
Versicherung	200	400	200
Reinigung	500	1.000	500
Σ	1.700	3.400	1.700

7.3 Kostenträger

Kostenträger sind die erstellten Leistungen (bspw. alle medizinischen Dienstleistungen der Patientenberatung, der Prophylaxe, der Behandlung, der Pflege etc.). Aufgabe der **Kostenträgerrechnung** ist es, die Kosten für die Erstellung dieser Leistungen durch Kalkulation zu bestimmen (s. Tab. 30).

Die in der Kostenträgerrechnung ermittelten **Behandlungsfallkosten** sind somit die Kosten, die bei dem jeweiligen Behandlungsvorgang und somit bei gleichen Behandlungsvorgängen in gleicher Höhe entstehen.

Tab. 30 Kalkulationsverfahren der Kostenträgerrechnung

Verfahren	Beschreibung	Vor- und Nachteile
Divisions-kalkulation	Division der Kosten durch die Gesamtzahl der Behandlungsfälle	Einfaches Verfahren zur Bestimmung der Kosten je Behandlungsleistung; da die Art der erbrachten Behandlungsleistung nicht berücksichtigt wird, werden ungenaue und wenig aussagekräftige Ergebnisse erzielt
Zuschlags-kalkulation	Ermittlung der Einzelkosten für die jeweilige Leistung und Zuordnung der Gemeinkosten gemäß Kostenstellenrechnung	Aufwändigeres Verfahren, das aufgrund der Zuordnung der Einzelkosten und der Gemeinkosten zu einzelnen Behandlungsfällen zu aussagekräftigeren und genaueren Ergebnissen führt

7.4 Kostensenkung

Zur Kostenreduzierung lassen sich bspw. Verfahren einsetzen, die einen möglichst *objektiven* Nachweis der Produktivitätsreserven aufzeigen sollen. Dazu zählen anerkannte Messmethoden (Arbeitszeitmessungen, Multimomentaufnahmen, Vorgangsanalysen, Netzplantechniken etc.), die Verbesserungspotenziale zu ermitteln versuchen. Auch können die *Prozesskostenrechnung*, das *Benchmarking* sowie die Verwendung von *Kennzahlen* und *Budgets* dazu dienen, Kostenreduzierungen zu erzielen.

Die **ABC-Analyse** ist eine Methode, um die Ressourcen auf das Wesentliche zu lenken. Daher lassen Kostensenkungsmaßnahmen durch Preisverhandlungen, aufwändige Preisrecherchen, Wechsel des Lieferanten oder des Artikels bei den medizinischen Materialien, die der Gruppe A zugeordnet werden können, die größten Kostensenkungspotenziale erwarten (s. Tab. 31).

Mit Hilfe von **Kosten-Kennzahlen** als quantitative Indikatoren, lassen sich Aussagen zur Kostensituation des Gesundheitsbetriebs komprimiert und prägnant ableiten:

- **Rentabilitätskennzahlen**: Geben das Verhältnis zwischen einer Erfolgsgröße und beispielsweise dem eingesetzten Aufwand wieder.
- **Zuwachsraten**: Geben Auskunft über die Entwicklung von Kostengrößen in Vergleichszeiträumen.
- **Cost-Income-Ratio** (CIR): Bezeichnet die Relation des Aufwands zum Ertrag.

Tab. 31 ABC-Analyse zur Kostensenkung

Phase	Einzelne Schritte
Vorbereitung	Wertermittlung, um den Wert für jeden medizinischen Artikel durch Multiplikation der Menge mit seinem Preis zu erhalten
Durchführung	Ermittlung des relativen Anteils jeder Position am Gesamtwert, Sortierung der Positionen nach fallendem Wert, Kumulierung der Werte und Anteile
Auswertung	Vergleich der kumulierten Prozentanteile des Wertes und der Positionen, Einteilung in ABC-Klassen

Mit einem flexiblen **Kostenbudget** lassen sich Kostenvorgaben für Kostenstellen in Abhängigkeit von den Ist-Behandlungsfallzahlen erstellen. Die Vorgaben haben den Charakter von Sollkosten, mit deren Hilfe sich die Istkosten bei den jeweils eintretenden Behandlungsfallzahlen (Istbeschäftigungsgrad) kontrollieren lassen.

Andere Methoden zielen darauf ab, die Prozesse von Grund auf und unter Einbeziehung der Betroffenen zu überdenken, indem die Mitarbeiter ihre unmittelbaren Erfahrungen mit dem Arbeitsablauf und ihre Ideen zur Kosteneinsparung einbringen, statt gegen angeordnete Kostensenkungsmaßnahmen anzukämpfen. Hierzu zählen sowohl die Methoden der *Organisationsentwicklung*, wie auch das *Zero-Based-Budgeting* (ZBB) und die *Gemeinkostenwertanalyse* (GWA).

Das **Zero Base Budgeting** (ZBB) ist ein Verfahren, bei dem das Gemeinkostenbudget nicht von aktuellen Daten ausgeht, sondern mit der Fiktion einer „Neugründung" von Grund auf neu geplant wird. Jede Leistung des Gesundheitsbetriebs ist auf ihre Notwendigkeit zu überprüfen, und es muss dabei immer wieder gefragt werden, welche Leistungen erbracht werden, ob sie in diesem Umfang nötig sind und wie hoch die Kosten dafür sind.

Bei der **Gemeinkostenwertanalyse** (GWA) handelt es sich um ein Verfahren zur Kostensenkung im Gemeinkostenbereich. Dabei werden Kosten und Nutzen der Leistungen ausgewählter Gemeinkostenbereiche untersucht, um Möglichkeiten zum Abbau nicht notwendiger Leistungen sowie zur rationelleren Leistungserbringung zu finden. Die Mitarbeiter des Gesundheitsbetriebs werden dabei ausdrücklich aktiv mit einbezogen.

Outsourcing bezeichnet die Auslagerung von bisher selbst erbrachten Leistungen an externe Auftragnehmer die insbesondere dann möglich ist, wenn ursprüngliche Funktionen für die Leistungserstellung nicht mehr zwingend erforderlich sind und bzw. oder bei identischer Leistungsqualität durch Dritte kostengünstiger erfüllt werden können.

Literatur

Fauth, T. (2008): Controlling in ambulanten Pflegeeinrichtungen, VDM Verlag Dr. Müller, Saarbrücken

Fleßa, S. (2008): Grundzüge der Krankenhaussteuerung, Oldenbourg-Verlag, München

Frodl, A. (2011): Kostenmanagement und Rechnungswesen im Gesundheitsbetrieb, Gabler GWV Fachverlage, Wiesbaden

German, J. (2008): Basiswissen Kostenrechnung, Beck-Verlag, München

Kehres, E. u.a. (2008): Kosten- und Leistungsrechnung in Krankenhäusern, Kohlhammer-Verlag, Stuttgart

Koch, J. (2004): Betriebswirtschaftliches Kosten- und Leistungscontrolling in Krankenhaus und Pflege, Oldenbourg-Verlag, München

Olfert, K. (2008): Kostenrechnung, Kiehl-Verlag, Ludwigshafen

Prott, R. u.a. (2006): Einführung in die Krankenhaus-Kostenrechnung, Gabler-Verlag, Wiesbaden

Zapp, W. (2009): Controlling-Instrumente für Krankenhäuser, Kohlhammer-Verlag, Stuttgart

8 Rechnungswesen

8.1 Buchführung

Aufgabe der **Buchführung** ist es, anhand von Belegen und des daraus hervorgehenden Zahlenmaterials alle Geschäftsvorgänge geordnet und lückenlos aufzuzeichnen. Sie lässt sich aufteilen in:

- **Finanzbuchhaltung**: Liefert das Zahlenmaterial für den Jahresabschluss, die Bilanz sowie die Gewinn- und Verlustrechnung.
- **Betriebsbuchhaltung**: Unterstützt die innerbetriebliche Kostenrechnung mit Zahlenmaterial.

Die rechtliche Grundlage bildet in erster Linie das *Handelsgesetzbuch (HGB)*, und die einfachste Form für Ärzte, Zahnärzte oder Heilpraktiker als Praxisinhaber und Freiberufler ist die **Einnahmenüberschussrechnung** (EÜR), insofern sie nicht aufgrund gesetzlicher Vorschriften zu regelmäßigen

Jahresabschlüssen in einer bestimmten Form verpflichtet sind: Steuerpflichtiger Gewinn = Einnahmen – Betriebsausgaben, die tatsächlich in dem entsprechenden Wirtschaftsjahr angefallen sind (Zufluss- und Abflussprinzip).

Größere Einrichtungen, die bspw. nach internationalen Rechnungslegungsvorschriften arbeiten, können mehrere Abschlüsse und damit Parallelbuchhaltungen betreiben. Ihnen und Kaufleuten gesetzlich vorgeschriebene, ordnungsgemäße Methode, ist die doppelte Buchführung (Doppik). Sie ermittelt das Ergebnis über einen Reinvermögensbestandsabgleich und eine Aufwands-/Ertragssaldierung durch Buchungen und Gegenbuchungen, zweifache Gewinnermittlung in der Bilanz bzw. Gewinn- und Verlustrechnung, sowie doppelte Aufzeichnung von Geschäftsvorfällen nach Leistung und Gegenleistung im Grundbuch/Journal (chronologisch) und Hauptbuch (sachlich). Dadurch, dass jeder buchungsfähige Geschäftsvorfall als Wertezu- und -abgang (Soll- und Habenbuchung) auf mindestens zwei Konten erfasst wird, ergibt sich eine Wertegleichheit zwischen der Summe der Soll- und Habenbuchungen.

Jede Buchung wird im Grundbuch/Journal chronologisch mit

- laufender Nummer,
- Buchungsdatum,
- Buchungsbetrag,
- Buchungserläuterung,
- Belegverweis und
- Kontierung

auf das jeweilige Soll- bzw. Habenkonto erfasst. Im Hauptbuch bzw. den Kontenblättern werden alle Buchungen des Grundbuchs auf den in den Buchungssätzen genannten Konten eingetragen. Nebenbücher erläutern bestimmte Hauptbuchkonten, wie beispielsweise

- **Anlagebuch**: Enthält das Anlagevermögen.
- **Kassenbuch**: Gibt den Bestand an Zahlungsmitteln wieder.

Jede Buchung verändert mindestens zwei Konten durch jeweils eine Buchung im Soll und eine zweite im Haben, wobei im Buchungssatz zuerst das Konto genannt wird, auf dem die Sollbuchung erfolgt, danach das Konto der Habenbuchung:

- **Patient bezahlt Rechnung per Überweisung**: Hausbankkonto an Patientenforderungen.
- **Bezahlung einer Rechnung des Dentallabors per Überweisung**: Verbindlichkeiten aus Lieferungen und Leistungen an Hausbankkonto.
- **Rechnungsstellung an einen Privatpatienten**: Forderungen an Erlöse aus Privatliquidation.
- **Barzahlung einer Laborrechnung**: Laborkosten an Kasse.

Erfolgsneutrale Buchungen betreffen nur die Bilanz und erfolgswirksame zusätzlich die Gewinn- und Verlustrechnung (GuV).

Es gelten die *Grundsätze ordnungsgemäßer Buchführung (GoB)*, die eng mit den handelsrechtlichen Bewertungsgrundsätzen verknüpft sind, und nach denen beispielsweise jede Buchung mit Beleg und eine sorgfältige Aufbewahrung der Buchungsunterlagen unter Einhaltung der vorgegebenen Fristen erfolgen muss.

8.2 Inventarisierung

Als Grundlage eines ordnungsgemäßen Jahresabschlusses ist ein als **Inventar** bezeichnetes Bestandsverzeichnis aller Schulden, Forderungen und sonstigen Vermögensgegenstände nach Wert, Art und Menge aufzustellen. Zu den Vermögensgegenständen zählen insbesondere

- Reinvermögen (Eigenkapital),
- Anlagevermögen (dauerhaft eingesetzte Güter),
- Umlaufvermögen (nur vorübergehend eingesetzte Güter).

Das Inventar lässt sich gliedern nach

- Rohstoffe (bspw. Bestandteile von Eigenpräparaten in der Krankenhausapotheke),
- Hilfsstoffe (bspw. Desinfektionsmittel),
- Betriebsstoffe (bspw. Gas, Heizöl),
- unfertige Leistungen (bspw. nicht abgeschlossene Fallpauschalenleistungen an Patienten),
- Waren (bspw. Patientenbedarf),
- geleistete Anzahlungen (bspw. Stromabschlagszahlungen).

Das Inventar wird auf der Grundlage einer körperlichen Bestandsaufnahme aller Vermögensgegenstände, der **Inventur**, erstellt, bei der die Gegenstände des Anlage- und Umlaufvermögens durch Zählen, Messen oder Wiegen mengenmäßig erfasst werden:

- **Stichtagsinventur**: Herkömmliches Verfahren am Bilanzstichtag, dass gerade zum Jahresende Personal bindet.
- **Ausgeweitete Stichtagsinventur**: Erfolgt bis zu 10 Tagen vor oder nach dem Bilanzstichtag, wenn eine die Materialbewegungen zwischen Bilanz- und Inventurstichtag nachweisende Bestandsführung erfolgt.
- **Vor- oder nachgelagerte Stichtagsinventur**: Erfolgt bis zu drei Monten vor oder bis zu zwei Monaten nach dem Bilanzstichtag, wobei der zum gewählten Inventurstichtag ausgewiesene Bestand wertmäßig auf den Bilanzstichtag fortgeschrieben bzw. rückgerechnet werden muss.
- **Permanente Inventur**: Zeitpunkt der Bestandsaufnahme ist innerhalb eines Geschäftsjahres frei wählbar und setzt eine den *GoB* entsprechende Bestandsbuchführung voraus.
- **Stichprobeninventur**: Erfolgt mit Hilfe anerkannter mathematisch-statistischer Methoden.

Die **Bewertung** der bei der Inventur ermittelten Vermögensgegenstände im Rahmen der Inventarisierung und Bilanzaufstellung erfolgt höchstens mit den Anschaffungs- oder Herstellkosten, wobei die Gegenstände aus dem Umlaufvermögen nach dem **Niederstwertprinzip** mit dem am Abschlussstichtag geltenden Marktpreis zu bewerten sind, falls dieser unter dem Anschaffungswert liegt.

Für eine ordnungsgemäße Inventarisierung und Buchführung sind die *Grundsätze ordnungsgemäßer Inventur (GoI)*, die sich aus den *Grundsätzen ordnungsgemäßer Buchführung (GoB)* ableiten lassen, zu berücksichtigen (s. Tab. 32).

Tab. 32 Grundsätze ordnungsgemäßer Inventur (GoI)

Grundsatz	Erläuterung
Vollständigkeit	Erfassung aller Vermögensgegenstände in vollständigen Mengen
Richtigkeit	Sachkundige Erfassung und Zustandsbestimmung der einzelnen Artikel
Nachprüfbarkeit	Nachvollziehbarkeit der Inventur und ihrer Ergebnisse durch sachverständige Dritte
Klarheit	Übersichtliche, glaubwürdige und verständliche Darstellung der Inventurergebnisse
Wirtschaftliche Betrachtungsweise	Unter Eigentumsvorbehalt erworbene Gegenstände sind zu inventarisieren, Kommissionsware nicht
Willkürfreiheit	Vermeidung von sachfremden Erwägungen bei Bestandsaufnahme und Bewertung
Einzelerfassung und -bewertung	Einzelerfassung nach Art, Menge und Beschaffenheit und Vermeidung bspw. der Zusammenfassung von unterschiedlichen Medikamentenpackungsgrößen, Inhalten oder Verfallszuständen

8.3 Gewinn- und Verlustrechnung

Da die Buchung der Vielzahl von Geschäftsfällen, die Erträge oder Aufwendungen darstellen, direkt auf das Eigenkapitalkonto zu unübersichtlich wäre, wird üblicherweise eine **Gewinn- und Verlustrechnung** (GuV) dem Eigenkapitalkonto vorgeschaltet.

Sie hat im Wesentlichen nur eine Informationsfunktion und

- vermittelt ein den tatsächlichen Verhältnissen entsprechendes Bild der Ertragslage,
- ist eine periodische Erfolgsrechnung,
- stellt die Erträge und Aufwendungen eines Geschäftsjahres gegenüber,
- ist Bestandteil des Jahresabschlusses,
- wird nach handelsrechtlichen Bestimmungen erstellt,
- hat die Aufgabe, die Quelle der Erträge und die Aufwandsstruktur ersichtlich zu machen.

In die GuV gehen somit die Aufwand- und Ertragskonten als Erfolgskonten ein (s. Abb. 5). Sie ist

- in Konto- oder Staffelform bzw. nach dem Umsatz- oder Gesamtkostenverfahren aufzustellen (s. Tab. 33),

Tab. 33 GuV-Darstellungsformen und -verfahren

Form, Verfahren	Beschreibung
Kontoform	Ergebnis wird als Sollsaldo bei Gewinn, als Habensaldo bei Verlust auf der entsprechenden Kontoseite angezeigt
Staffelform	Die einzelnen Positionen werden untereinander angeordnet, wobei man zum Periodenergebnis über eine Fortrechnung in mehreren Zwischenstufen gelangt

Form, Verfahren	Beschreibung
Gesamtkosten-verfahren	Gruppiert die Aufwendungen nach Aufwandsarten und berücksichtigt alle Aufwendungen, die in der betrachteten Rechnungsperiode bei der betrieblichen Leistungserstellung entstanden sind, und stellt ihnen alle erzielten Erträge gegenüber
Umsatzkosten-verfahren	Gruppiert die Aufwendungen nach Funktionsbereichen und stellt die Umsatzerlöse einer Periode nur denjenigen Aufwendungen gegenüber, die für die tatsächlich verkauften Leistungen angefallen sind

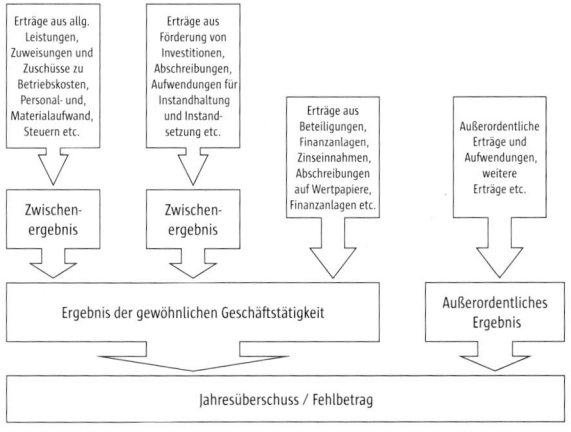

Abb. 5 GuV-Gliederungsbeispiel

- klar und übersichtlich zu gliedern,
- einzelne Erträge und Aufwendungen dürfen nicht saldiert erfasst werden,
- der Grundsatz der Stetigkeit ist bei der Darstellung einzuhalten.

8.4 Jahresabschluss

Nach handels- und abgaberechtlichen Vorschriften ist nicht nur über die Geschäftätigkeit Buch zu führen, sowie alle Vermögensgegenstände und Schulden in einem mengenmäßigen Verzeichnis (Inventar) aufzuführen und diese zu bewerten, sondern auch einen **Jahresabschluss** aufzustellen. Er besteht aus

- der Bilanz,
- der Gewinn- und Verlustrechnung (GuV),

sowie bei Kapitalgesellschaften aus

- einem Anhang und
- einem Lagebericht.

Bei größeren Kapitalgesellschaften besteht Prüfungs- und Veröffentlichungspflicht. Aufgrund unterschiedlicher Rechnungslegungsstandards können auch weitere Angaben, wie beispielsweise

- Segmentsberichterstattung
- Kapitalflussrechnung,
- Gesamtleistungsrechnung,
- Eigenkapitalveränderungsrechnung,

hinzukommen.

In der **Bilanz** werden Mittelverwendung und Mittelherkunft oder Vermögen (Aktiva) und Eigenkapital bzw. Schulden (Passiva) gegenübergestellt. Dazu werden die Bestandskonten (Vermögens- und Kapitalkonten) saldiert und der Saldo ebenso wie Inventarpositionen in die Bilanz aufgenommen (s. Abb. 6)

Neben der Jahresbilanz (Handelsbilanz) gibt es Steuerbilanzen sowie Sonderbilanzen beispielsweise zu Liquidations- oder Fusionszwecken. Für die Aufstellung der Bilanz eines Gesundheitsbetriebs gelten ebenfalls Grundsätze (s. Tab. 34).

Aktivseite
A. Ausstehende Einlagen
auf das
gezeichnete / festgesetzte Kapital
B. Anlagevermögen
I. Immaterielles Vermögen
II. Sachanlagen
III. Finanzanlagen
C. Umlaufvermögen
I. Vorräte
II. Forderungen u. sonstg. Verm.
III. Wertpapiere
D. Ausgleichsposten
E. Rechnungsabgrenzung
F. Aktive latente Steuern
G. Aktiver Unterschiedsbetrag
H. Nicht durch Eigenkapital
gedeckter Fehlbetrag

Passivseite
A. Eigenkapital
B. Sonderposten aus
Zuwendungen zur
Finanzierung des
Sachanlagevermögens
C. Rückstellungen
D. Verbindlichkeiten
E. Ausgleichsposten aus
Darlehensförderung
F. Rechnungsabgrenzungsposten
G. Passive latente Steuern

Abb. 6 Bilanzgliederungsbeispiel

Tab. 34 Grundsätze der Bilanzaufstellung

Grundsatz	Erläuterung
Vergleichsgebot	Vorjahresvergleichszahlen sind anzugeben
Gliederungsgebot	Jahresabschluss ist klar und übersichtlich zu gliedern
Aufstellungsgebot	Jahresabschluss ist innerhalb einer dem ordnungsgemäßen Geschäftsgang entsprechenden Zeit aufzustellen
Imparitätsprinzip	Drohende Verluste müssen ausgewiesen werden
Realisationsprinzip	Realisierte Gewinne müssen ausgewiesen werden
Höchstwertprinzip	Höchste Wertansätze bei Verbindlichkeiten sind zu verwenden
Niederstwertprinzip	Niedrigste Wertansätze bei Vermögenswerten sind zu verwenden
Bilanzidentität	Identität von Schluss- und Anfangsbilanz folgender Jahre muss gewahrt sein
Bilanzierungsverbote	Bspw. dürfen Aufwendungen für die Beschaffung von Eigenkapital oder nicht entgeltlich erworbene immaterielle Vermögenswerte nicht bilanziert werden
Vollständigkeitsgebot	Sämtliche Vermögensgegenstände, Schulden etc. sind zu bilanzieren
Bilanzkontinuität	Form, Bewertungsmethoden und Wertansatzentwicklung beizubehalten

Literatur

Baetge, J. u.a. (2007): Bilanzen, 9. Auflage, IdW-Verlag, Düsseldorf

Coenenberg, A. (2005): Jahresabschluss und Jahresabschlussanalyse, 20. Aufl., Schäffer-Poeschel Verlag, Stuttgart

Frodl, A. (2011): Kostenmanagement und Rechnungswesen im Gesundheitsbetrieb, Gabler Verlag, Wiesbaden

Göb, R. (2000): Inventur und Inventar im Krankenhaus, in: Bayerischer kommunaler Prüfungsverband (Hrsg.): Geschäftsbericht 2000, München

Zapp, W. (2009): Controlling-Instrumente für Krankenhäuser, Kohlhammer-Verlag, Stuttgart

9 Marketing

9.1 Marktforschung

Aufgabe der **Marktforschung** ist es, relevante Informationen über den Gesundheitsmarkt zu gewinnen und diese zu analysieren, um auf der Grundlage der daraus gewonnenen Erkenntnisse fundierte Marketing-Entscheidungen treffen zu können:

- **Quantitative Marktforschung**: Ermittlung numerischer Werte über den Gesundheitsmarkt.
- **Qualitative Marktforschung**: Erhebt Erwartungen, Einstellungen und Motive der Patienten für ihre Verhaltensweisen im Gesundheitsmarkt.

Bei der Datenerhebung unterscheidet man:

- **Primäre Datenerhebung**: Daten werden direkt und in der Regel erstmalig bei Patienten oder konkurrierenden Gesundheitsbetrieben gesammelt (bspw. durch Interviews, Umfragen oder Beobachtungen).

- **Sekundäre Datenerhebung**: Erkenntnisse werden aus bereits erhobenen Daten gewonnen (bspw. Veröffentlichungen von medizinischen Verbänden und Fachgesellschaften, Statistiken der Berufsgenossenschaften und Unfallversicherer, Nachrichten der ärztlichen und kassenärztlichen Vereinigungen etc.).

Für eine repräsentative Erhebung im Umfeld eines Klinik- oder Praxisbetriebs ist eine Stichprobe mit n < 100 in der Regel ausreichend. Als **Panel** werden regelmäßige Datenerhebungen mittels großer Stichproben (n > 1.000) bezeichnet, bei denen kontinuierlich die gleichen Informationen protokolliert werden, um beispielsweise Veränderungen im Zeitablauf ermitteln zu können.

Die **Marktanalyse** umfasst die Analyse der gegenwärtigen und zukünftigen Situation

- des Gesamtmarktes, der wesentlich durch die Strukturen des deutschen Gesundheitssystems bestimmt wird,
- des Marktes für den einzelnen Klinik- oder Praxisbetrieb, geprägt durch das individuelle Umfeld der jeweiligen Einrichtung (Einzugsgebiet, Alters- und Sozialstruktur etc.),
- des Marktes für Behandlungs- und Pflegeleistungen, der sich am Gesundheitszustand und den gesundheitlichen Risiken der Bevölkerung orientiert,
- der allgemeinen medizinischen und medizintechnischen Entwicklung (bspw. Entwicklung der Mikrochirurgie, Biotechnologie etc.).

Die **Konkurrenz- und Wettbewerbsanalyse** (Health Competitive-Intelligence, HCI) umfasst die legale, systematische Sammlung und Auswertung von Informationen über konkurrierende Gesundheitseinrichtungen. Sie kann in der Form eines **Benchmarking** erfolgen, bei dem man sich nur an den besten Konkurrenten orientiert und versucht deren Leistungsniveau in einen oder mehreren Teilbereichen zu erzielen.

Bei der Analyse der **Patientenbedürfnisstruktur** teilt man zweckmäßigerweise die Patienten nach soziodemografischen sowie Krankheits- und behandlungsbezogenen Merkmalen auf und führt eine **Patientenbefragung** mittels Fragebogen oder Interview zu Beginn, am Ende oder einige Zeit nach der Behandlung durch.

Die **Mitarbeiterbefragung** dient zur Verbesserung der eigenen Stellung im Wettbewerb durch Ausschöpfung des vorhandenen Potenzials. Sie kann auch mit Hilfe von standardisierten Fragebögen oder strukturierten Interviews erfolgen, anonym oder auf freiwilliger Basis, direkt bei allen Mitarbeitern oder in Form von repräsentativen Stichproben und in der Regel in Zusammenarbeit mit den Arbeitnehmervertretungen. Die Fragen können inhaltlich auf die Möglichkeit der Einflussnahme auf die Verbesserung von Arbeitsabläufen, die Beachtung der Patientenzufriedenheit oder auf die Zufriedenheit mit dem gesellschaftlich-sozialen Engagement des Klinik- oder Praxisbetriebs zielen.

9.2 Marketingstrategie

Mit einer **Marketingstrategie** wird eine mittel- bis langfristige Grundsatzentscheidung getroffen, wie, mit welcher Vorgehensweise und unter Einsatz welcher Marketinginstrumente die vorher festgelegten Marketingziele erreicht werden sollen.

Eine strategische Ausrichtungsgrundlage stellen bspw. die Möglichkeiten, die sich in Bezug auf das Verhältnis von Leistungsangebot und Gesundheitsmarkt ergeben, dar:

- **Durchdringung**: Behandlungsangebot beibehalten und Patientenzielgruppe beibehalten = Minimalstrategie.
- **Marktentwicklung**: Behandlungsangebot beibehalten und neue Patientenzielgruppe erschließen = Intensivierungsstrategie.
- **Neuheit**: Behandlungsangebot erweitern und Patientenzielgruppe beibehalten = Innovationsstrategie.
- **Ausbruch**: Behandlungsangebot erweitern und neue Patientenzielgruppe erschließen = Diversifikationsstrategie.

Die *Bewahrungsstrategie* sieht vor, das bisherige Angebot von Behandlungsleistungen auf den bisherigen Märkten auch weiterhin beizubehalten. Bei der *Streustrategie* werden gleichzeitig mehrere neue Behandlungs- und Pflegeleistungen angeboten („verstreut"), in der Hoffnung, dass das eine oder andere Angebot ein sicherer Erfolg wird. Ihr gegenüber steht die *Konzentrationsstrategie*, bei der eine Beschränkung auf erfolgreiche Angebote erfolgt.

Zur Ableitung der richtigen, Erfolg versprechenden Marketingstrategie können verschiedene Analysekonzepte beitragen (s. Tab. 35).

Tab. 35 Ableitung von Marketingstrategien

Grundlage	Erläuterung
PIMS-Analyse (Profit Impact of Market Strategies, Harvard Business School)	Kennzahlen erheben, anhand deren Entwicklung sich der wirtschaftliche Erfolg der Marketingstrategien abzeichnet, bspw. Leistungserstellung (Bettenauslastung, Fallzahlen etc.), Umfeld (Honorarentwicklung, Wachstumschancen etc.), Patientenorientierung (Anzahl der Patientenbeschwerden, medizintechnischer Investitionsaufwand etc.), Wettbewerbsposition
Gap-Analyse	Strategisches Gap: Lücke, die sich durch den Einsatz der Marketingstrategien schließen lasst; operatives Gap: Lücke, die sich ohne den Einsatz der Marketingstrategien, aber durch verstärkten Einsatz aller Ressourcen schließen lässt; Leistungs-Gap: Lücke, die sich durch Wahrnehmung von Rationalisierungspotenzialen schließen lässt
Marktportfolioanalyse (Matrix der Boston Consulting Group)	Hoher Marktanteil, großes Wachstum = Umsatz steigern, Marktanteil ausbauen; geringer Marktanteil, großes Wachstum = gezielte Investitionen, Marktanteil steigern; hoher Marktanteil, geringes Wachstum = Kostensenkung, Marktanteil halten; geringer Marktanteil, geringes Wachstum = Kostensenkung, Angebot aufgeben

Das Ergebnis der strategischen Überlegungen ist die **Markt-positionierung**, die Stellung, die gegenüber den Patienten, im Markt und damit gegenüber dem Wettbewerb eingenommen wird. Sie ist insbesondere abhängig von den Zielgruppen, der Patientenstruktur, den Behandlungsmethoden und vom übrigen Leistungsangebot.

Je nach Ausrichtung ergibt sich ein individuelles **Marketingprofil**:

- unverwechselbares Erscheinungsbild,
- standesgemäßes Auftreten,
- klare Akzente
- glaubwürdige Vermittlung gegenüber dem relevanten Umfeld, den Patienten, den Kostenträgern und den Fachkollegen.

In engem Zusammenhang steht die **Corporate Identity** (CI), das einheitliche, koordinierte und unverwechselbare Erscheinungsbild und seine Visualisierung durch ein entsprechendes **Corporate Design** (CD).

9.3 Patientenkommunikation

In einem zielgerichteten Dialog geht es bei der **Patientenkommunikation** um die planmäßige Gestaltung und Übermittlung der auf den Patientenmarkt gerichteten Informationen, mit dem Zweck, die Meinungen, Einstellungen und Verhaltensweisen der Patientenzielgruppe im Sinne der eigenen Zielsetzungen zu beeinflussen.

Ein wesentliches Ziel ist es, eine eigenständige, wieder erkennbare und unverwechselbare **Marke** bei den Patienten zu etablieren, die sie durch **Markenzeichen**, sowie tatsächliche und vermeintliche Eigenschaften von der Konkurrenz unterscheiden und möglichst positive Eigenschaften damit assoziieren, sodass sich bei Bedarf gezielt für die Inanspruchnahme dieser Behandlungs- oder Pflegeleistungen entschieden werden kann.

Die **Werbung** als klassisches Instrument der Patientenkommunikation mit Anzeigen in Printmedien, Broschüren, Flyern etc. hat den Vorteil, eine große Zahl von potenziellen Patienten erreichen zu können.

Ein **Logo** besteht aus

- einem oder mehreren Buchstaben,
- einem Bild,
- aus einer Kombination bestehendes Wort- und Bildsignet.

Es trägt zur verbesserten Wiedererkennung des Gesundheitsbetriebs als Marke bei, ist ein wesentliches Gestaltungsmittel des Corporate Designs (CD) und gestaltet den Werbeauftritt des Gesundheitsbetriebs visuell unverwechselbar.

Von der klassischen Werbung unterscheiden sich Instrumente, die versuchen die Patientenzielgruppe mittels unkonventioneller Kommunikationswege und -maßnahmen direkt und persönlich anzusprechen:

- Öffentlichkeitsarbeit,
- Sponsoring,
- Gesundheitsmessen und -ausstellungen,
- Verfassen von Artikeln in medizinischen Fachzeitschriften, Leserbriefe,
- Teilnahme an Podiumsdiskussionen zu Gesundheitsthemen, die Gründung von Initiativen im Gesundheitswesen etc.

Die Öffentlichkeitsarbeit (**Public Relations**, PR) hat zur Aufgabe

- möglichst dauerhaft ein positives Image und eine gute Reputation zu erzielen,
- den Bekanntheitsgrad zu steigern,
- Sympathie, Verständnis sowie ein konsistentes Bild in der Öffentlichkeit zu erzeugen.

PR richtet sich an die

- Patienten,
- Mandats- und Entscheidungsträger bei den Kostenträgern,
- Vertreter von medizinischen Fachmedien als potenzielle Multiplikatoren,
- eigenen Mitarbeiter,
- Aktionäre oder Finanz-Analysten etc.

Die professionelle Homepage im **Internet** dient der Marken- und Imagebildung, stärkt die Patientenbindung, und stellt das Angebot an Behandlungs- und Pflegeleistungen vor (s. Tab. 36).

Tab. 36 Beispielinhalte für die Kommunikation per Internet

Inhalte	Beispiele
Angebotsdarstellung	Methodendarstellung, einzelne Krankheitsbilder, Behandlungs- bzw. Pflegeschwerpunkte, medizintechnische Ausstattung etc.
Basisinformationen	Mitarbeiter, Erreichbarkeit, Lageplan, Parkplatzsituation, Öffnungszeiten, Adresse, Pflichtangaben, Haftungsausschluss etc.
Interaktive Elemente	Online-Möglichkeiten zu Terminvereinbarungen, Kontaktaufnahme, Rezeptanfragen etc.

9.4 Leistungsgestaltung

Das **Leistungsprogramm** umfasst die Gesamtheit aller Behandlungs- und Pflegeleistungen und lässt sich gestalten hinsichtlich

- **Programmbreite**: Menge der angebotener Leistungsarten,
- **Programmtiefe**: Art und Weise der einzelnen Behandlungsart.

Die Auswahl und Weiterentwicklung von Behandlungs- und Pflegeleistungen sowie deren Vermarktung ist von zentraler Bedeutung für die Stellung des Gesundheitsbetriebs im Wettbewerb (s. Tab. 37).

Leistungsinnovation und -diversifikation werden häufig gleichgesetzt, wobei letztere insbesondere folgendes bedeutet:

- **Horizontale Diversifikation**: Sachlicher Zusammenhang zum bisherigen Leistungsprogramm (bspw. Übernahme einer markenrechtlich geschützten Behandlungsmethode).
- **Vertikale Diversifikation**: Erweiterung des Angebots um Leistungen aus vor- und nachgelagerten Prozessen (bspw. Angebot von Laboreigenleistungen).
- **Laterale Diversifikation**: Völlig neue Leistungsangebote, die in keinem direkten Zusammenhang mit den bisherigen Leistungen stehen (bspw. Vortragsveranstaltungen zu Gesundheitsthemen).

Tab. 37 Beispiele zur Leistungsgestaltung

Gestaltung	Beschreibung
Leistungs-variation	Änderungen des Leistungsangebots im Zeitablauf zur An-passung an geänderte Erwartungen der Patienten oder Häufigkeiten der Inanspruchnahme.
Leistungs-differenzierung	Form der Leistungsvariation und Ergänzung bestehender Leistungsangebote um neue Varianten, um bspw. den unterschiedlichen Bedürfnissen einzelner Patientengruppen gezielter nachzukommen.
Leistungs-innovation	Einführung neuer Leistungsangebote aufgrund von Patientenwünschen oder medizin-technologischen Entwicklungen.
Leistungs-diversifikation	Einführung neuer Leistungsangebote auf neuen Märkten, durch Eigenentwicklung (Selbstgenerierung des neuen Leistungsangebots), Übernahme (Adaption oder Zukauf von einer anderen Einrichtung), Kooperation (Entwicklung des neuen Leistungsangebots zusammen mit Partnern).
Leistungs-eliminierung	Herauslösung von Leistungen mit, die in abnehmenden Umfang nachgefragt werden, und die geringe Deckungsbeiträgen, Marktanteilen etc. aufweisen.

Das Leistungsprogramm lässt sich auch in einem **Leistungs-zyklus** mit den Phasen Einführung, Wachstum, Reife, Sättigung, Degeneration sehen, an dessen Ende die Leistungseliminierung steht.

9.5 Honorargestaltung

Das Honorarsystem für *vertrags(zahn)ärztlich* erbrachte, ambulante Leistungen der gesetzlichen Krankenversicherung basiert auf dem

- Einheitlichen Bewertungsmaßstab (EBM),
- Bewertungsmaßstab zahnärztlicher Leistungen (BEMA).

Das Honorar nach EBM ergibt sich bspw. aus der Punktzahl, multipliziert mit dem variablen Punktwert, der je nach Fachgruppe und Region schwankt.

Die *Krankenhausfälle* werden auf der Grundlage des Systems der **Diagnosebezogenen Fallgruppen** (Diagnosis Related Groups, DRG) honoriert.

Dazu werden die Patienten anhand medizinischer und demografischer Daten in Fallgruppen eingeteilt, die anhand einer **Bewertungsrelation** bewertet werden, welche den ökonomischen Schweregrad eines medizinischen Falles und in Verbindung mit dem **Basisfallwert** seinen Erlös wiedergibt.

Die *DRGs* werden im Katalog als eine vierstellige Kombination aus Buchstaben und Ziffern dargestellt. Voraussetzung für die Eingruppierung eines Patienten in eine *DRG* ist die Verschlüsselung einer Hauptdiagnose und ggf. von behandlungsrelevanten Nebendiagnosen sowie der wesentlichen, am Patienten durchgeführten Leistungen.

Die **Gebührenordnung für (Zahn-)Ärzte** (GOÄ, GOZ) regelt die Abrechnung aller medizinischen Leistungen *außerhalb* der gesetzlichen Krankenversicherung (Privatversicherungsleistungen etc.).

Lediglich bei der Honorargestaltung *außerhalb* der Versicherungsleistungen können Honorarobergrenzen durch die Nachfrage und Untergrenzen nach bestimmten Entscheidungskriterien festgelegt werden:

- **Kurzfristige Kostenorientierung**: Berücksichtigt lediglich die Deckung der *variablen* Kosten (Energiekosten, medizinisches Verbrauchsmaterial etc.).
- **Langfristige Kostenorientierung**: Kennzeichnet die Gewinnschwelle und berücksichtigt zusätzlich die *fixen* Kosten (Abschreibungen, Miete).
- **Marktorientierung**: Verfolgt in der Regel die Gewinnmaximierung und orientiert sich sowohl an den Preisen der Konkurrenz als auch am Verhalten der Patienten.

Bei der Honorargestaltung *außerhalb* der Versicherungsleistungen lassen sich auch **Preisstrategien** verfolgen:

- **Durchdringung**: Niedriges Anfangshonorar zur Erhöhung des Marktanteils, um später höhere Honorare durchzusetzen.
- **Abschöpfung**: Absenkung anfänglich hoher Honorare, um für jede Patientenzielgruppe das Maximale abzuschöpfen.
- **Honorarfolge**: Regelmäßige Anpassung der Honorare an die Konkurrenz.
- **Differenzierung**: Forderung unterschiedlicher Honorare für gleiche Leistung, bspw. auf unterschiedlichen Patientenmärkten.

- **Bündelung**: Gesamthonorar für mehrere Leistungen, die bei einer Einzelhonorierung teurer wären.
- **Führerschaft**: Konkurrenzlos niedrigste Vergütungen.
- **Hohe Vergütung**: Für Spezialleistungen, die in besonderer medizinischer oder pflegerischer Qualität angeboten werden.
- **Niedrige Vergütung**: Zur Steigerung von Patientenzahlen, bei Verdrängungswettbewerb etc.

Weitere Möglichkeiten der Honorargestaltung sind:
- Einräumung von Zahlungszielen,
- Rabattgewährung,
- Preisgarantie,
- Zahlungsmodalitäten etc.

9.6 Selbstzahlermedizin

Individuelle Gesundheitsleistungen im Rahmen der **Selbstzahlermedizin** (Zweiter Gesundheitsmarkt) beruhen im Wesentlichen auf
- den empfehlenswerten Gesundheitsleistungen außerhalb der GKV-Zuständigkeit,
- den Wunschleistungen, die außerhalb der GKV-Zuständigkeit liegen,
- nicht budgetbeschränkter Optimalversorgung.

Die Leistungsangebote werden außerhalb der gesetzlichen Krankenversicherung erbracht, privat liquidiert und zählen nicht zur kassenärztlichen oder -zahnärztlichen Versorgung. Daher sind die Kosten derartige Leistungsangebote klar auszuweisen und mit den Patients Vereinbarungen über diese Art der Leistungserstellung zu schließen.

Als **Individuelle Gesundheitsleistungen** (IGeL) werden Angebote bezeichnet, die aus medizinischer Sicht empfehlenswert und vertretbar sind, und die die Patienten ausdrücklich wünschen:

- Von Patientinnen und Patienten initiativ gewünschte, medizinisch vertretbare Leistungen,
- medizinisch empfehlenswerte Leistungen außerhalb des GKV-Systems,
- erforderliche Leistungen, die von der GKV nicht gezahlt werden.

Diese Leistungen lassen sich nicht abschließend auflisten und können auch ohne die IGeL-Bezeichnung angeboten werden. Üblicherweise lassen sie sich einteilen in die Bereiche

- Ästhetik (bspw. kosmetische Behandlungen etc.),
- Früherkennung (bspw. Ultraschall-Untersuchungen von Organen etc.),
- Laboruntersuchungen,
- Freizeit und Sport (bspw. reise und sportmedizinische Beratungen, Impfungen etc.),
- Psychotherapie (bspw. Stressbewältigung etc.),
- allgem. medizinischer Service (bspw. Bescheinigungen, Eingangsuntersuchungen etc.).

Die ärztlichen Standesorganisationen benennen eine Reihe von Punkten, die es dabei zu beachten gilt (s. Tab. 38).

Tab. 38 Vorgaben für IGeL-Angebote

Vorgabe	Beschreibung
Sachlichkeit	Nicht aufdrängend oder marktschreierisch anpreisen, GKV nicht pauschal abwerten.
Zulässigkeit	Nur medizinisch empfehlenswerte, sinnvolle, vertretbare Leistungen anbieten.
Seriosität	Keine Verunsicherung, Verängstigung von Patienten.
Korrektheit	Transparente Indikation, insbesondere bei Leistungen, die nach GKV zu erbringen wären; Vermeidung von Koppelungen mit GKV-Leistungen, Unzulässigkeit pauschaler Vergütungen.
Sicherheit	Aufklärung über mögliche Alternativen und die zu erwartenden Behandlungskosten; Einräumung von Bedenkzeit für eine Zweitmeinung und zur Klärung leistungsrechtlicher Fragen.
Schriftlichkeit	Behandlungsvertrag mit anhand der GOÄ konkretisierten Leistungen und der privaten Honorierung.
Qualität	Einhaltung der einschlägigen Qualitätsanforderungen sowie sonstiger berufsrechtlicher Anforderungen.

Mit dem IGeL-Konzept können unwirtschaftliche Indikationsstellungen und Inanspruchnahmen medizinischer Leistungen durch das Aufzeigen der Grenze zwischen medizinischer Notwendigkeit und individuellem Behandlungswunsch verdeutlicht werden. Für die einzelne Gesundheitseinrichtung bieten sich ferner Chancen bspw. durch

- die Grundlage für einen die Qualität steigernden Leistungswettbewerb,
- die Weiterentwicklung des Leistungsangebots,
- die Aufnahme und Integration neuer Behandlungsmethoden und -verfahren.

Literatur

Deutsche Krankenhausgesellschaft (DKG) e.V. (Hrsg., 2009): Werbung durch das Krankenhaus, 2. Aufl., Deutsche Krankenhaus Verlagsgesellschaft, Düsseldorf

Esch, F. u.a. (2008): Marketing – Eine managementorientierte Einführung, 2. Aufl., Vahlen Verlag, München

Frodl, A. (2011): Marketing im Gesundheitsbetrieb, Gabler GWV Fachverlage, Wiesbaden

Harder, B. (2005): Der große IGeL-Check – Wann medizinische Zusatzleistungen sinnvoll sind und was sie kosten, 2. Aufl., Knaur-Verlag, München

Homburg, C. u.a. (2009): Grundlagen des Marketingmanagement., 2. Aufl., Gabler Verlag, Wiesbaden

Hüttl, P. (2009): Werberecht für Arztpraxen und Medizinische Versorgungszentren, Medizinisch Wissenschaftliche Verlagsgesellschaft, Berlin

Kahl, S. u.a. (2007): Strategisches Klinikmarketing – Grundlagen, Konzepte, Instrumente, Verlag Dr. Kovac, Hamburg

Thill, K. (2005): Marketing in der Arztpraxis – Analyse, Strategie, Instrumente, Deutscher Ärzte-Verlag, Köln

Vormwald, K. (2009): Marketing für Heilpraktiker, Sonntag Verlag, Stuttgart

Zlabinger, S. (2008): Mitarbeiter- u. Patientenzufriedenheit – Analyse der Wechselbeziehung, VDM Verlag Dr. Müller, Saarbrücken

10 Logistik

10.1 Beschaffung

Für die Verfügbarmachung aller für die Erstellung der Behandlungs- und Pflegeleistungen benötigten Objekte und Dienstleistungen ist die Sammlung und Aufbereitung von Informationen aktueller und potenzieller Beschaffungsmärkte notwendig, um

- beschaffungsrelevante Entwicklungen zu erkennen,
- die Lieferstruktur für medizinische Bedarfe, Krankenhaus- und Ärztebedarfe zu ermitteln,
- Markttransparenz hinsichtlich Preis-, Qualitäts- und Kostenniveau zuschaffen,
- neue Beschaffungsquellen zu erschließen,
- Substitutionsgüter als medizinisch bzw. pflegerisch mögliche Verwendungsalternative zu ermitteln,
- eine optimale Versorgung mit den benötigten Materialien dauerhaft sicherzustellen.

Zu den wesentlichen Informationsquellen für die **Beschaffung** zählen insbesondere Online-Datenbanken, Kataloge, Fachzeitschriften, Messebesuche und vieles andere mehr.

Die **Make-or-buy-Analyse,** ob eine Eigenerstellung oder ein Fremdbezug günstiger erscheint, kommt weniger für medizintechnische Betriebsmittel oder für Verbrauchsmaterialien für Behandlung und Pflege zur Anwendung, als vielmehr bei nachgeordneten Prozessen, wie Reinigung, Wäscherei, Verpflegung, Hausmeisterdienste etc.

Neben der Berücksichtigung qualitativer Kriterien ist in diesem Fall eine Kostenvergleichsrechnung der Fremdbezugs- und Eigenerstellungskosten durchzuführen.

Zu den Aufgaben im Rahmen des **Materialeinkaufs** zählen bspw.:

- Angebotseinholung bzw. Ausschreibung,
- Angebotsprüfung,
- Vertragsverhandlung und -ausgestaltung,
- Bestellung und deren Überwachung,
- Wareneingangskontrolle,
- gegebenenfalls Reklamation,
- Rechnungsbearbeitung
- Zahlungsabwicklung.

Das **E-Procurement**, der elektronische Materialeinkauf über das Internet, erfolgt in der Regel über Lieferantensysteme, die die Bestellmodalitäten und die Zahlungsabwicklung vorgeben.

Üblicherweise wird bei größeren Beschaffungsvolumina eine **Ausschreibung** durchgeführt, mit der Lieferanten zur Angebotsabgabe aufgefordert werden. Im öffentlichen Bereich sind Ausschreibungen nach dem **Vergaberecht** vorgegeben (*Vergabeverordnung* [VgV], *Vergabe- und Vertragsordnung für Bauleistungen* [VOB], *Verdingungsordnung für Leistungen* [VOL] etc.)

Für häufig und in großen Mengen beschafftes medizinisches Verbrauchsmaterial eignet sich ein **Rahmenvertrag** bei dem bspw. Material, Preis und Qualität fest vereinbart werden, die Liefermenge und der Lieferzeitpunkt jedoch zunächst offen bleiben (Abruf- oder Sukzessivlieferungsvertrag).

Die **Bestellung** begründet ein Vertragsverhältnis und umfasst in der Regel Leistungs- bzw. Materialart, Lieferort, -termin, und -menge, Mengeneinheit, Verpackung, Preise für Material und Nebenleistungen, Zahlungsbedingen sowie sonstige Vereinbarungen.

Die **Bestellüberwachung** hat die Überwachung von Liefertermineinhaltung, das Mahn- und Erinnerungswesen sowie die Maßnahmeneinleitung bei Unter- oder Überdeckung der Bestellmenge zum Gegenstand.

Die **Materialeingangskontrolle** erfolgt im Sinne einer Abnahmeprüfung mit dem Ziel, Gefährdungen und Störungen zu vermeiden, die durch Materialfehler in Behandlungs- und Pflegeprozesse auftreten können. Möglichkeiten der **Reklamation** sind Umtausch, Reparatur, Wandlung (Kaufrückgängigmachung) und Minderung (Preisnachlass).

10.2 Materialwirtschaft

Grundlage für eine Beschaffung ist die **Bedarfsermittlung** zur Planung zukünftig benötigter Materialmengen (s. Tab. 39), wobei mit dem Hochwertigkeitsgrad der Materialien auch die Genauigkeit der Bedarfsermittlung steigen sollte.

Tab. 39 Verfahren der Bedarfsermittlung

Verfahren	Anwendung
deterministisch	Einzelbedarfsermittlung bspw. anhand einzelner Behandlungsmaßnahmen
stochastisch	Planung anhand von Statistiken, Erfahrungswerten vergangener Perioden bspw. bei medizinischem Material
heuristisch	Planung anhand von Prognosen (Mittelwert, exponentielle Glättung etc.), wie viel Material verbraucht werden könnte

Die Bedarfsermittlung bezieht sich auf unterschiedliche **Bedarfsarten**:

- **Primärbedarf**: Menge der durch das Leistungsprogramm vorgegebenen Behandlungs- und Pflegemaßnahmen.
- **Sekundärbedarf**: Bedarf bspw. an medizintechnischen Verbrauchsmaterialien zur Erstellung der Leistungen.
- **Tertiärbedarf**: Bedarf an Hilfs- und Betriebsstoffen zur Deckung des Primärbedarfs.

- **Zusatzbedarf**: Mengenaufschläge als Ersatz für Verschleiß, Ausschuss, Schwund.
- **Sicherheitsbedarf**: Lagerbestand für Einsatzbereitschaft, Notfälle, Komplikationen etc., der nicht unterschritten werden darf.
- **Reservierter Bedarf**: Teile des Lagerbestands, die bspw. für geplante OP's bereits vorgemerkt sind.
- **Bruttobedarf**: Primär-, Sekundär- oder Tertiärgesamtbedarf für eine Periode.
- **Nettobedarf**: Bruttobedarf abzüglich Lagerbestand und bereits disponierter Bestand sowie zuzüglich Zusatzbedarf, Reservierter Bedarf und Sicherheitsbedarf.

Da die Bedarfsverläufe unterschiedlich sein können (konstant, saisonabhängig, trendartig etc.) und um Fehlmengen, bzw. unnötig hohe Lagermengen zu vermeiden, ist eine **Bestandsüberwachung** insbesondere folgender Bestände durchzuführen:

- **Lagerbestand**: Gesamte vorrätige Menge an Materialien.
- **Höchstbestand**: Maximal vorrätige Menge.
- **Sicherheitsbestand**: Menge zur Sicherstellung der Versorgung.
- **Meldebestand**: Menge, aber die Wiederbeschaffung eingeleitet werden muss.

Die Beschaffung nach dem **Bestellpunktverfahren** berücksichtigt die erforderliche Wiederbeschaffungszeit (s. Tab. 40).

Tab. 40 Ermittlung des Bestellpunkts

Verfahren	Erläuterung
lagerreichweitenorientiert	Lagerreichweite gibt vor, ab wann bestellt werden muss
gleitend	Bei veränderlicher Wiederbeschaffungszeit wird die Bestellnotwendigkeit nach jeder Entnahme überprüft.
unveränderlich	Annahme gleich bleibender Wiederbeschaffungszeit

Bei dem **Bestellrhythmusverfahren** wird von einer regelmäßigen Überprüfung der Bestellnotwendigkeit unter Berücksichtigung von Bestell-, Wiederbeschaffungs-, Einlager- und Lieferzeit ausgegangen.

Die Berechnung der optimalen **Losgröße** (optimale Bestellmenge) lässt sich unter Einbeziehung von Beschaffungs- und Lagerkosten *statisch* (mit Losgrößenformeln) oder *dynamisch* ermitteln, wobei geprüft wird, ob ein Beschaffungslos aufzulegen ist, und wenn ja, ob dieses den Bedarf einer oder mehrerer aufeinander folgender Perioden umfassen soll.

10.3 Medizinprodukteeinsatz

Die gesamte medizintechnische Ausstattung besteht aus **Betriebsmitteln**, die

- direkt an Behandlung und Pflege beteiligt sind *und* dabei eigene Leistung erbringen (bspw. Anästhesiegeräte, Inkubatoren etc.),

- direkt an Behandlung und Pflege beteiligt sind, *ohne* dabei eigene Leistung zu erbringen (bspw. Laborsysteme, Diagnostiksysteme etc.),
- *nicht* direkt an Behandlung und Pflege beteiligt sind (bspw. PC für Praxisverwaltung etc.).

Ihre Nutzungsdauer richtet sich nach

- der Belastung,
- dem Leistungspotenzial der eingesetzten Medizintechnik,
- der Verschleißanfälligkeit,
- den Wartungs- und Instandhaltungsintervallen.

Wesentliche rechtliche Grundlagen für den Medizinprodukteeinsatz sind

- **Medizinproduktegesetz** (**MPG**): Beschreibt allgemein die Anforderungen an Medizinprodukte und deren Betrieb.
- **Medizinprodukte-Sicherheitsplanverordnung** (**MPSV**): Beschreibt Verfahren zur Erfassung, Bewertung und Abwehr von Risiken in Betrieb befindlicher Medizinprodukte.
- **Medizinproduktebetreiberverordnung** (**MPBetreibV**): Regelwerk für alle Anwender und Betreiber von Medizinprodukten und konkretisiert das Errichten, Betreiben, Anwenden und Instandhalten von Medizinprodukten nach den Bestimmungen des *MPG*.

Tab. 41 Inhalte des Medizinproduktebuchs

Inhalt	Erläuterung
Verantwortlichkeit	Beauftragter, Einweisungszeitpunkt, eingewiesene Personen
Bezeichnung	Angaben zur Identifikation des Medizinproduktes
Nachweise	Dokumentationen über Funktionsprüfungen und Einweisungen
Störungen	Datum, Art und Folgen von Funktionsstörungen und Bedienungsfehlern
Meldungen	Mitteilung von Vorkommnissen an Behörden und Hersteller
Kontrollen	Datum, Fristen und Ergebnis vorgeschriebener sicherheits- und messtechnischer Kontrollen
Wartung	Instandhaltungsarbeiten mit Datum, verantwortlicher Person bzw. Firma

Ein **Medizinproduktebuch** ist unter anderem für aktive Medizinprodukte und Medizinprodukte mit Messfunktion zu führen (s. Tab. 41).

In einem **Bestandsverzeichnis** sind bspw. für alle aktiven nichtimplantierbaren Medizinprodukte Bezeichnung, Art, Seriennummer, Anschaffungsjahr, Name des Medizinprodukt-Verantwortlichen, betriebliche Identifikationsnummer, Standort, Frist für sicherheitstechnische Kontrollen und anderes mehr einzutragen.

Bei der **Wartung** und **Instandhaltung** stehen die Abnutzungsreduzierung, die Funktionserhaltung und die Vorbeu-

Tab. 42 Instandhaltungsstrategien

Strategie	Beschreibung
Ausfallorientierung	Möglichst schnelle Instandsetzung bei Eintreten eines Fehlers
Risikoorientierung	Berücksichtigung des Gefahrenpotenzials eines Fehlerereignisses für Patienten oder Mitarbeiter
Intervallorientierung	Betriebsstunden, Zählerstände als Auslöser für Wartungs- und Instandhaltungsmaßnahmen
Zustandsorientierung	Gerätezustandsmeldungen, Datenabfragen als Auslöser für Instandhaltungsmaßnahmen
Zuverlässigkeits-orientierung	Zusätzlicher Berücksichtigung von Umwelteinflüssen, Nutzungsumgebung etc.

gung zur Vermeidung von Systemausfällen im Vordergrund (s. Tab. 42).

10.4 Lagerhaltung

Wichtige rechtliche Grundlagen der **Lagerung** von medizinischem Verbrauchsmaterial und Arzneimitteln sind bspw.

- Betäubungsmittelgesetz (BtMG),
- Betäubungsmittelverschreibungsverordnung (BtMVV),
- Arzneimittelgesetz (AMG),
- Chemikaliengesetz (ChemG),
- Gefahrstoffverordnung (GefStoffV),

- Richtlinie 4114 – K (1.07) über Maßnahmen zur Sicherung von Betäubungsmittelvorräten im Krankenhausbereich, in öffentlichen Apotheken, Arztpraxen sowie Alten- und Pflegeheimen des Bundesinstituts für Arzneimittel und Medizinprodukte – Bundesopiumstelle – (BfArM)

Die Lagerung (Lagerorganisation, s. Tab. 43) übernimmt verschiedene Funktionen:

- **Ausgleich**: Wenn mehr Materialien beschafft, als für Behandlungen unmittelbar gebraucht werden.
- **Sicherstellung**: Da nur zum Teil Klarheit über zukünftige Bedarfe herrscht, etwa bei planbaren Operationen.
- **Kostensenkung**: Bei besonders niedrigen Einstandspreisen, Mengenrabatten etc.
- **Umweltschutz**: Durch Rücknahme und Sammlung von Verpackungen, Wertstoffen zur Wiederverwendung.
- **Sicherheit**: Sichere Lagerung von medizinischen Chemikalien und Gefahrstoffen.

Kriterien für **Lagerbedingungen** sind:

- Verhinderung von Partikelkontaminationen,
- Berücksichtigung der Einwirkungen von Licht, Feuchtigkeit, Temperatur, und Luftsauerstoff, von mechanischen Einwirkungen, hygienische Bedingungen etc.,
- Vermeidung der Veränderung von Wirkstoffgehalt, Reinheit, pH- und Elektrolytwerte,
- Beibehaltung der Gleichförmigkeit von Masse und Gehalt des Lagerguts,
- Vermeidung der Beeinträchtigung der mikrobiologischen Qualität und Virussicherheit.

Tab. 43 Lagerorganisation

Merkmal	Alternativen	Beschreibung
Lagerplatz	Festplatzlagerung	Konstanter Lagerplatz
	„chaotische" Lagerung	Lagerplatz ändert sich
Lagersystem	statisch	Regale, Schubladen etc.
	dynamisch	Durchlaufregal, Paternosterregal etc.
Lagerprinzip	first-in-first-out	zuerst eingegangenes Material wird zuerst ausgeliefert
	last-in-first-out	zuletzt eingegangenes Material wird zuerst ausgeliefert
	highest-in-first-out	teures Material wird zuerst ausgeliefert
	lowest-in-first-out	günstiges Material wird zuerst ausgeliefert
Lager-verteilung	zentral	ein Zentrallager
	dezentral	mehrere Handlager

Wichtige Anforderungen an **Lagerbehältnisse** sind:

- Schutz des Lagerguts vor Zersetzung, Verschmutzung, Lichteinfall etc.,
- Entnahmemöglichkeit,
- Vermeidung von Inhaltsveränderungen,
- Berücksichtigung geeigneter Mengen (Eindosis-, Mehrdosenbehältnisse etc.).

Zur Steuerung der Lagerreinrichtungen dienen **Lagerkenn-zahlen**, wie bspw.:

- Lagerumschlagshäufigkeit: Verhältnis aus Menge an medizinischen Verbrauchsmaterialien pro Zeiteinheit und dem durchschnittlichen Lagerbestand.
- Lagerreichweite: Zeigt auf, wie lange der durchschnittliche Lagerbestand bei einem durchschnittlichen Verbrauch ausreicht.

10.5 Kommissionierung

Die Lagerentnahme und bedarfsorientierte Zusammenstellung von Teilmengen, die für einzelne Behandlungs- und Pflegemaßnahmen notwendig sind, kann nach unterschiedlichen Systematiken erfolgen:

- Behandlungs**einzel**orientiert **seriell**: Materialzusammenstellung erfolgt pro Patient bzw. je Behandlungs- oder Pflegemaßnahme.
- Behandlungs**einzel**orientierten **parallel**: Materialkommissionierung wird entsprechend der einzelnen Läger getrennt und in jedem Lager wird direkt und vollständig alles benötigte zusammengestellt und anschließend patienten- bzw. behandlungsorientiert zusammengeführt.
- Behandlungs**gruppen**orientiert **parallel**: Materialkommissionierung fasst Patientengruppen oder Gruppen von Behandlungs- bzw. Pflegemaßnahmen zusammen und führt für diese Gruppen die Kommissionierung durch.

Grundsätzlich unterscheidet man:

- **Mitarbeiter-zum-Verbrauchsmaterial-Systeme**: Manuelle Kommissioniertätigkeiten in kleineren Einrichtungen, bei denen die Verbrauchsmaterialien aus Regalen im Behandlungszimmer oder Lagerräumen geholt werden.
- **Verbrauchsmaterial-zum-Mitarbeiter-Systeme**: In Großkliniken mit maschineller Lagertechnik werden die Materialien bspw. aus einem vollautomatischen Medikamentenlager einzeln bereitgestellt.

Technisch unterstützte Kommissioniersysteme dokumentieren bspw. die Medikamentenentnahme per Mobiler Datenerfassung (MDE), identifizieren es mithilfe von Barcodelabels und Scanner oder per Chip mittels Radio Frequency Identification (RFID), was aufgrund möglicher elektrischer Störungsfelder nicht unumstritten ist.

Unit-Dose ist ein System zur patientenindividuellen Arzneimittelversorgung (s. Tab. 44). Es trägt dazu bei, die Rate an Medikationsfehlern zu reduzieren, die Bestände auf den auf den Stationen zu verringern und den Arzneimittelschwund durch konsequente Überwachung von Verfallsdaten zu vermeiden. Auch ist eine Wiederverwendung von Präparaten durch Verbleib im Blister möglich.

Tab. 44 Kommissionierungsbeispiel im Unit-Dose-System

Schritt	Beschreibung
1	Nach Bereitstellung aller Patientenschalen erfolgt Freigabe der ersten Entnahme
2	Patientenaufträge werden aus an das Unit-Dose-System übertragenen patientenspezifischen Daten erzeugt
3	Angezeigte Gesamtmenge wird überprüft und aus dem freigegebenen Lagerbehälter entnommen
4	Lagerbehälterwechsel erfolgt nach Quittierung des Vorgangs
5	Geleerter Behälter wird auf einen freien Lagerplatz im Behälterlager transportiert
6	In der Übergabe wird der leere Stellplatz mit einem neuen Lagerbehälter ausgestattet
7	Mit einem bedrucktem Etikett bzw. Barcode erfolgt die Verschließung der Patientenschale
8	Patientenschale wird zur Medikation ausgeliefert
9	Zum Schluss erfolgt die Bereitstellung neuer Patientenschalen

Literatur

Augustin, B. (2009): Besonderheiten und Potential der Krankenhauslogistik, GRIN-Verlag, München

Frodl, A. (2012): Logistik und Qualitätsmanagement im Gesundheitsbetrieb, Springer/Gabler-Verlag, Wiesbaden

Kriegel, J. (2012): Krankenhauslogistik – Innovative Strategien für die Ressourcenbereitstellung und Prozessoptimierung im Krankenhauswesen, Springer/Gabler-Verlag, Wiesbaden

Kriegel, J. u.a. (2009): Krankenhauslogistik – Potenziale, Chancen und Risiken für Kontraktlogistikdienstleister in der Medikalprodukteversorgung, Fraunhofer ATL (Hrsg.), Fraunhofer-Verlag, Nürnberg

Meyer, N. (2008): Management der Arzneimittel-Supply Chain – Darstellung alternativer Konzepte und Analyse der Umsetzbarkeit in der deutschen Krankenhausversorgung, Lit-Verlag, Münster u.a.

11 Controlling

11.1 Controllingfunktion

Im Gesundheitswesen gibt es eine Vielzahl von Kontrolleinrichtungen:

- **Eigentümerkontrolle**: Überwachung der Geschäftsführung durch Aufsichtsräte, Verwaltungsräte, Eigentümer- bzw. Gesellschafterversammlungen etc.

- **Prüfungen**: Von Wirtschaftsprüfern vorgenommene Kontrollen, wie bspw. Jahresabschlussprüfung bei Kapitalgesellschaften, die unter das *Publizitätsgesetz (PublG)* fallen.

- **Interne Revision**: Interne Kontrolleinrichtung, die bspw. die Ordnungsmäßigkeit des Finanz- und Rechnungswesens überprüft.

- **Aufsichtskontrolle**: Wird bspw. durch den *Medizinischen Dienst der Krankenversicherung (MDK)* durchgeführt, der hauptsächlich medizinische, zahnmedizinische und pflegerische Beratungs- und Begutachtungsaufgaben im Rahmen der gesetzlichen Kranken- und Pflegeversicherung wahrnimmt.

- **Konstanzprüfung**: Kontrolle von festgelegten Bezugswerten, Parametern, Grenzwerten und Prüfkörpern zur radiologischen und nuklearmedizinischen Qualitätssicherung in der Diagnostik.

- **Critical Incident Reporting-System (CIRS)**: Anonymisiertes Fehlerberichtssystem, welches durch die Meldung kritischer Ereignisse dazu beiträgt, die eigenen Prozesse zu überprüfen, um die gemeldeten Fehler zu vermeiden.

- **GBA-Vergleich**: Vergleich von Operations- und Diagnosedaten auf der Basis von messbaren Qualitätsindikatoren nach Vorgaben des *Gemeinsamen Bundesausschusses (GBA)*.

Das Controlling ist jedoch keine reine Kontrollfunktion, sondern dient zur Steuerung, Planung und Koordination der betrieblichen Abläufe, indem es Informationen und Daten beschafft, aufbereitet, analysiert und sich unterschiedlich ausrichten lässt (s. Tab. 45).

11.2 Medizin- und Pflegecontrolling

Als Schnittstelle zwischen Medizin und Verwaltung unterstützt das **Medizincontrolling** die Einrichtungsleitung in strategischen Fragen sowie der Qualitätssicherung der medizinischen Dokumentation und kommt demzufolge hauptsächlich in Krankenhäusern in Zusammenhang mit der Ko-

Tab. 45 Ausrichtung des Controlling

Ausrichtung	Beschreibung
handlungsaktiv	Berücksichtigt sich verändernde Rahmenbedingungen kontrolliert ständig Umsatz-, Kosten- oder Gewinnabweichungen.
nachgängig	Vergangenheitsorientiert als Funktion der Betriebsbuchhaltung mit Kostenstellen und -trägerrechnungen, Jahresplänen etc.
präventiv	Versucht frühzeitig, sich gegenüber Umfeldveränderungen mit Flexibilität, geeigneten Strategien etc. vorzubereiten.
kurzfristig	Konzentriert sich auf den kurzfristigen Erfolg mit dem Schwerpunkt auf operativer Planung, Kostenvorgaben etc.
langfristig	Systematisches Erkennen zukünftiger Chancen und Risiken durch strategische Planung mit dem Ziel, langfristige Erfolgspotenziale zu sichern und aufzubauen.

dierungsaufgabe und dem DRG-Abrechnungssystem (s. Tab. 46) zum Einsatz:

- **Medizinische Kodierung**: Zuweisung von Codes, Überprüfung der Befundberichte, Assoziierung mit bestimmten Diagnosen, Bewertung, ob Haupt- oder Nebendiagnose etc.
- **DRG-Berichterstattung**: Ermittlung von Fallzahlen, DRG-Häufigkeiten, Nebendiagnosen-, Casemix- und PCCL-Indizees etc.

Tab. 46 Wichtige Elemente im DRG-Abrechnungssystem

Element	Beschreibung
Diagnosis Related Groups (DRG)	Wurden ursprünglich in den USA entwickelt, um medizin-ökonomische Klassifikationen von Patienten durchzuführen und führen durch Kodierung von Diagnosen und Leistungen in einem einheitlichen System zu einer Zuordnung des einzelnen Falles zu einer DRG-Fallpauschale.
Patient Clinical Complexity Level (PCCL)	Wert zwischen 0 und 4, der nach einer mathematischen Formel berechnet wird und den patientenbezogenen Gesamtschweregrad bspw. in DRG-Klassifikationssystemen repräsentiert.
Case Mix Index (CMI)	Relativer ökonomischer Ressourcenaufwand aller behandelten Patientenfälle.
Cost Weight (CW)	Relative Gewichte eines jeden Patientenfalls, die als Summe in den CMI eingehen.
International Statistical Classification of Diseases and Related Health Problems (ICD-10)	Von der *Weltgesundheitsorganisation (WHO)* erstellte internationale statistische Klassifikation der Krankheiten und verwandter Gesundheitsprobleme, die ins Deutsche übertragen wurde und in der 10. Revisionsform verwendet wird.
Operationen- und Prozedurenschlüssel (OPS)	Deutsche Modifizierung der internationalen Prozedurenklassifikation in der Medizin (ICPM) für die Leistungssteuerung, den Leistungsnachweis und die Grundlage für die Leistungsabrechnung der Krankenhäuser und niedergelassenen Ärzte.

- **DRG-Optimierung**: Überprüfung von Leistungsvergütungen, stichprobenhafte Überprüfung, ob die Dokumentation und Kodierung den Anforderungen entsprechen, Ausschöpfung der Erlöspotenziale etc.
- **MDK-Management**: Einhaltung von Reklamationsfristen, Häufigkeiten von Reklamationsarten, Anzahl der Reklamationen pro Kostenträger, systematische Erfassung von MDK-Anfragen in einer Datenbank, Analyse der Anfrage etc.

Die **Kodierung** kann auf unterschiedliche Arten erfolgen:

- **Direktkodierung**: Ärzte kodieren während des stationären Aufenthaltes eines Patienten selbst; Überprüfung erfolgt durch Kodierverantwortlichen.
- **Ergänzungskodierung**: Kodierung durch die Ärzte wird mit Plausibilitätsprüfungen durch Abrechnungsspezialisten ergänzt.
- **Begleitkodierung**: Abrechnungsspezialist ist in den Behandlungsablauf integriert und führt die Kodierung kontinuierlich anhand der Krankenakte und der Patientenkurve in Kommunikation mit den Ärzten und dem Pflegepersonal durch.
- **Abschlusskodierung**: Kodierung erfolgt nach Beendigung des Aufenthalts durch Abrechnungsspezialisten anhand der Dokumentation in der Krankenakte.

Aufgabe des Pflegecontrollings ist es

- in regelmäßigen Abständen standardisierte Berichte mit den wichtigsten Informationen und Kennzahlen für die Pflegeleitung oder andere Adressaten zu erzeugen,
- den gesamten pflegerischen Prozess patienten- bzw. heimbewohnerorientiert mit messbaren Kriterien transparent und steuerbar zu machen.

Zusammen mit dem Instrument der **Pflegevisite** dient es zur Qualitätssicherung, wobei der Ablauf der Visite die Analyse bestimmter Krankheitsbilder sowie die Überprüfung ausgewählter Faktoren der Ergebnisqualität (bspw. Aussagen zum Ernährungszustand, die Anzahl von Stürzen, Dekubitus etc.) zum Gegenstand haben muss:

- Analyse des allgemeinen Zustands der pflegebedürftigen Person zusammen mit der verantwortlichen Pflegefachkraft (Beobachtungen in der Pflegesituation, Grad der fachlichen Kompetenz etc.),
- Gespräch mit der pflegebedürftigen Person und ihren Angehörigen (Angemessenheit des Pflegeangebotes und des Hilfsmitteleinsatzes, Bedürfnisorientierung etc.),
- Sichtung der Pflegeprozessdokumentation und erforderliche Anpassungen der Pflegeprozessplanung (Berücksichtigung der Qualitätsstandards, Vertrautheit und Anwendung pflegetheoretischer Konzepte etc.),
- Eintragung der Visite in die Pflegeprozessdokumentation.

11.3 Vergleichsarten

Das Controllinginstrument des Vergleichs versucht positive oder negative Abweichungen zu ermitteln, indem aktuellen Zahlenwerten Sollwerte, Vergangenheitswerte oder Werte anderer Einrichtungen gegenübergestellt werden.

Mittels aus den Vergangenheitswerten abgeleiteter Zielvorgaben und Sollzahlen lässt sich die Steuerungsfunktion durch einen **Zeitvergleich** realisieren. Er erfolgt

- entlang der Zeitachse (wöchentlich, monatlich, quartalsweise, jährlich, mehrjährig),
- für verschiedene Bereiche,
- anhand absoluter oder relativer Werte bzw. Kennzahlen.

Je höher dabei die Zahl der Vergleichsdaten ist, desto eher lässt sich ein Trend erkennen. Mit zunehmender Vergleichshäufigkeit und je kürzer die Abstände der Vergleichszeiträume sind, desto genauer lässt sich der Zeitvergleich als Kontrollinstrument einsetzen.

Bei dem **Betriebsvergleich** wird Zahlenmaterial der eigenen Einrichtung mit Vergleichszahlen einer oder mehrerer anderer Betriebe verglichen:

- **Direkter Betriebsvergleich**: Zahlen von mindestens zwei Einrichtungen werden unmittelbar einander gegenübergestellt.
- **Indirekter Betriebsvergleich**: Vergleich des eigenen Zahlenmaterials mit Durchschnittswerten (bspw. von

ärztlichen oder zahnärztlichen Standesorganisationen, der *Deutschen Krankenhausgesellschaft* [DKG] etc.)

■ **Benchmarking**: Besondere Form des Betriebsvergleichs mit Orientierung an den besten Konkurrenten oder an den besten innerbetrieblichern Prozessen, um deren Leistungsniveau in einen oder mehreren Teilbereichen zu erreichen (bspw. Vergleiche mit direkten Konkurrenten, allgemein in der Gesundheitsbranche oder zwischen eigenen Organisationseinheiten etc.)

Der **Soll-/Ist-Vergleich** stellt eine Ergänzung des Zeitvergleichs dar, bei dem Planvorgaben von Sollwerten mit den am Ende der Vergleichsperiode erreichten Istwerten verglichen werden. Wesentliche Voraussetzungen für den Soll-/Ist-Vergleich sind

■ die Aktualität der Vergleichsdurchführung,
■ eine einheitliche Festlegung und Aufnahme der Soll-/Ist-Daten, veraltete oder unterschiedlich zustande gekommene Werte zu vermeiden.

An einen Zeit-, Praxis- oder Soll-/Ist-Vergleich schließt sich die **Differenzanalyse** an, um anhand der jeweiligen positiven oder negativen Abweichungen deren Ursachen festzustellen. Dabei ist auf Berechnungsfehler, Ermittlungsfehler, Falschbuchungen etc. zu achten.

11.4 Kennzahlensteuerung

Controlling-Kennzahlen sind vordefinierte Zahlenrelationen, die

- vorwiegend aus dem Rechnungswesen entnommen werden,
- aus denen sich Aussagen zu betriebswirtschaftlichen Sachverhalten ableiten lassen,
- aus der Fülle betriebswirtschaftlicher Informationen wesentliche Auswertungen herausfiltern,
- regelmäßig ermittelt werden.

Sie können in unterschiedlichen Formen verwendet werden (s. Tab. 47).

Tab. 47 Kennzahlenformen

Form	Beispiele
Rentabilitätskennzahlen	Genau definierte Kosten werden zu bestimmten Leistungseinheiten ins Verhältnis gesetzt
Qualitätskennzahlen	Können den Grad einer Zielerreichung ausdrücken
Produktivitätskennzahlen	Messen die Produktivität der Mitarbeiter und der medizintechnischen Einrichtungen
Absolute Kennzahlen	Absolute Werte für Umsatz, Kosten oder Gewinn
Relative Kennzahlen	Verhältniszahlen, wie Umsatzrentabilität oder Fluktuationsquote

Kennzahlen können als wichtiges Instrument der Betriebsführung dazu beitragen, Planung, Steuerung und Kontrolle mit dem Ziel optimierter Zuordnungen und möglichst wirtschaftlicher Abläufe sichern zu helfen. Sie bieten einerseits den *Vorteil*, große und schwer überschaubare Datenmengen zu wenigen aussagekräftigen Größen verdichten zu können, andererseits gilt es bei ihrer Anwendung häufige Fehler zu vermeiden:

- **Kontrolle**: Nur solche Kennzahlen bilden, deren Werte bei Abweichungen beeinflusst werden können.
- **Anzahl**: Zu viele Kennzahlen vermeiden, deren Aussagewert im Verhältnis zum Erstellungsaufwand gering ist oder schon von anderen Kennzahlen abgedeckt wird.
- **Vereinheitlichung**: Standardisierung der Zahlen, um Vergleichbarkeit im Zeitablauf zu gewährleisten.
- **Aufstellung**: Basisdaten genau spezifizieren und exakt abgrenzen, um Fehlentscheidungen aufgrund von falschem Zahlenmaterial zu verhindern.
- **Konsistenz**: Verwendung mehrerer Kennzahlen darf keinen Widerspruch auslösen, daher nur Größen zueinander in Beziehung setzen, zwischen denen ein Zusammenhang besteht.

In einem **Kennzahlensystem** sind quantitative Einzelkennzahlen zusammengestellt, die in einer sachlich sinnvollen Beziehung zueinander stehen, sich ergänzen und insgesamt auf ein übergeordnetes Gesamtziel ausgerichtet sind:

- **Mathematisch**: Einzelkennzahlen sind durch mathematische Operationen miteinander verbunden.
- **Systematisch**: Ausgehend von einem Oberziel werden Unterzielsetzungen heruntergebrochen und dann für alle Betriebsbereiche entsprechende Kennzahleninhalte und -werte definiert.
- **Empirisch**: Bei der Kennzahlenbildung wird sich auf diejenigen Funktionen beschränkt, die das Erfolgsziel auch tatsächlich beeinflussen und somit auf die erfolgsrelevanten Bestandteile konzentriert.

Für die Entwicklung eines Kennzahlensystems sind folgende Fragen zu klären:

- Was sind die Ziele der Gesundheitseinrichtung und wie sind sie wgewichtet?
- Durch welche Kennzahlen kann die Zielerreichung überprüft werden?
- Wer sind die Empfänger der Kennzahlen (bspw. Klinikleitung, Pflegeleitung, Arzt, Steuerberater etc.)?
- Aus welchen Daten- und Informationsquellen speisen sich die Kennzahlen?
- Wann und für welche Zeiträume werden die Kennzahlen erhoben?
- Wer ist für die regelmäßige Erhebung der Kennzahlen verantwortlich?
- Wie und in welcher Form werden die Kennzahlenergebnisse dargestellt?

Für das Gesundheitswesen gibt es zahlreiche Kennzahlen, die unterschiedliche Bereiche abdecken:

- Leistungskennzahlen (Fallzahlen stationär und ambulant, durchschnittl. Pflegetage, Bettenauslastungsgrad etc.) geben bspw. Auskunft über die Entwicklung der Behandlungs- und Pflegeleistungen.
- Rentabilitätskennzahlen (Eigenkapital-, Gesamtkapital-, Umsatzrentabilität, Cash Flow, Return on Invest etc.) geben das Verhältnis zwischen einer Erfolgsgröße und bspw. dem eingesetzten Kapital wieder.
- Zuwachsraten (Umsatz-, Gewinn-, Kostenzuwachsrate etc.) geben Auskunft über die Entwicklung von Umsatz-, Gewinn- oder Kostengrößen in Vergleichszeiträumen.
- Liquiditätskennzahlen (Erster, Zweiter, Dritter Liquiditätsgrad etc.) informieren über die Liquidität und somit bspw. darüber, ob zur kurzfristigen Begleichung fälliger Verbindlichkeiten ausreichend eigene Zahlungsmittel zur Verfügung stehen.
- Mitarbeiterkennzahlen (Überstunden-, Fluktuations-, Krankheitsquote, monatl. Arbeitsstunden etc.) erweisen sich für das Controlling des Personalmanagements als besonders informativ und zu Kontrollzwecken wichtig.

Im Rahmen des Controllings dient eine **Balanced Scorecard** (BSC) dazu, strategische Ziele messbar und anhand von Patienten-, Finanz-, Entwicklungs- und Prozessmaßnahmen umsetzbar zu machen.

Literatur

Bücker, T. (2005): Operatives Pflegecontrolling im Krankenhaus, Schlütersche Verlagsbuchhandlung, Hannover

Fauth, T. (2008): Controlling in ambulanten Pflegeeinrichtungen, VDM Verlag Dr. Müller, Saarbrücken

Fleßa, S. (2008): Grundzüge der Krankenhaussteuerung, Oldenbourg-Verlag, München

Frodl, A. (2012): Controlling im Gesundheitsbetrieb, Springer/Gabler-Verlag, Wiesbaden

Horváth, P. (2009): Controlling, 11. Auflg., Vahlen-Verlag, München

Koch, J. (2004): Betriebswirtschaftliches Kosten- und Leistungscontrolling in Krankenhaus und Pflege, Oldenbourg-Verlag, München

Schäffer, U. u.a. (2008): Einführung in das Controlling, 12. Auflg., Schäffer-Poeschel-Verlag, Stuttgart

Treml, M. (2009): Controlling immaterieller Ressourcen im Krankenhaus – Handhabung und Konsequenz von Intangibles in Einrichtungen des stationären Gesundheitswesens, Gabler-Verlag, Wiesbaden

Zapp, W. (Hrsg.) (2010): Kennzahlen im Krankenhaus, Eul-Verlag, Lohmar

Zapp, W. u.a. (2009): Controlling-Instrumente für Krankenhäuser, Kohlhammer-Verlag, Stuttgart

12 Anhang

Die folgenden Formulierungs- und Gestaltungshilfen stellen keine Musterverträge, amtliche Tabellen oder Ähnliches dar und erfolgen daher in jeglicher Hinsicht ohne Gewähr.

12.1 Formulierungshilfe Arbeitsvertrag

Zwischen _____ *(Name, Ort, Straße)* – im Folgenden Arbeitgeber genannt – und _____ *(Name)* _____*(Ort, Straße)* – im Folgenden Arbeitnehmer genannt – wird folgender Arbeitsvertrag geschlossen:

1. Arbeitsverhältnis

Der Arbeitnehmer wird ab _____*(Datum)* als _____ *(Tätigkeitsbezeichnung)* eingestellt.

Zu seinen Aufgaben gehören insbesondere folgende Tätigkeiten: _____*(Aufzählung)*.

Der Arbeitnehmer wird in _____*(Arbeitsort)* beschäftigt.

Für das Arbeitsverhältnis gilt der jeweils gültige Tarifvertrag für _____*(Bezeichnung)*.

Das Arbeitsverhältnis kann beiderseitig ordentlich gekündigt werden. Diese Kündigung richtet sich nach den tarifvertraglichen Vorschriften. Kündigungen bedürfen der Schriftform.

Es wird eine Probezeit vereinbart. Diese beträgt _____ _____*(Zeitraum)*. Hierbei gilt die tarifvertragliche Kündigungsfrist. Ist eine solche nicht geregelt, gilt die gesetzliche Kündigungsfrist von zwei Wochen.

2. Arbeitszeit

Die durchschnittliche regelmäßige Arbeitszeit beträgt ____ *(Anzahl)* Wochenstunden. Die tarifvertraglich zulässige Wochenarbeitszeit darf nicht überschritten werden. Soweit tarifvertraglich nichts anderes bestimmt ist, richtet sich die Verteilung der werktäglichen Arbeitszeit _____ *(Beginn, Ende und Pausen)* nach den betrieblichen Erfordernissen unter Berücksichtigung der gesetzlichen Vorschriften.

Der Arbeitnehmer ist verpflichtet, bei betrieblichen Erfordernissen im Rahmen der tarifvertraglichen Höchstgrenzen Mehrarbeit, Nacht-, Sonntags- und Feiertagsarbeit zu leisten. Sind tarifvertragliche Höchstgrenzen nicht geregelt, gelten die gesetzlichen.

3. Vergütung

Der Arbeitnehmer erhält eine Gesamtvergütung brutto pro _____ *(Zeitraum)*, die sich zurzeit folgendermaßen zusammensetzt: _____ *(Tarifgehalt, Gehaltsgruppe, evtl. Zuschläge)*.

Die Vergütung ist jeweils am Ende eines _____ *(Zeitraum)* fällig und wird spätestens am _____*(Datum)* abgerechnet und an ein vom Arbeitnehmer zu benennendes Konto überwiesen.

Der Arbeitnehmer verpflichtet sich, zuviel erhaltene Vergütung zurückzuzahlen.

4. Personenangaben

Der Arbeitnehmer erklärt, dass er arbeitsfähig ist und an keiner ansteckenden Krankheit leidet, durch die insbesondere Mitarbeiter oder Patienten gefährdet werden könnten. Auch bestehen keine gesundheitlichen Beeinträchtigungen, Alkohol- oder Drogensucht, durch die die Eignung für die vorgesehene Tätigkeit eingeschränkt ist.

Der Arbeitnehmer erklärt, dass er im Besitz einer zur Arbeitsaufnahme gegebenenfalls erforderlichen Aufenthalts- und Arbeitserlaubnis ist.

5. Verschwiegenheitspflicht

Über vertrauliche Angelegenheiten, z.B. Arzt-, Patienten- oder Geschäftsgeheimnisse, hat der Arbeitnehmer uneingeschränkt Verschwiegenheit zu bewahren.

6. Dienst-/Betriebsvereinbarungen

Die jeweils geltenden Dienst-/Betriebsvereinbarungen sind zu beachten und anzuwenden.

7. Besondere Vereinbarungen

8. Unterschriften

_____ *(jeweils Ort, Datum, Arbeitgeber, Arbeit-nehmer)*

12.2 Formulierungshilfe Stellenbeschreibung

1. Bezeichnung der Stelle bzw. des Arbeitsplatzes
2. Qualifizierungsanforderungen an die Stelle bzw. den Arbeitsplatz
3. Einordnung in die Organisation des Klinik- bzw. Praxisbetriebs (Rang)
4. Unterstellung (Bezeichnung der übergeordnete Funktionen)
5. Überordnung (Bezeichnung der untergeordnete Funktionen)
6. Aufgaben der Stelle bzw. des Arbeitsplatzes
7. Befugnisse und Kompetenzen mit denen die Stelle bzw. der Arbeitsplatz ausgestattet ist
8. Stellvertretungsregelungen

12.3 Formulierungshilfe Abmahnung

Sehr geehrter Herr/sehr geehrte Frau _____
(Name),

Ihr Verhalten gibt uns Anlass, Sie auf die Erfüllung Ihrer Pflichten aus dem Arbeitsvertrag hinzuweisen.

Wir haben festgestellt, dass Sie

_____

(Beschreibung des Fehlverhaltens).

Sie haben damit Ihre Pflichten aus dem Arbeitsvertrag verletzt. Dieses Fehlverhalten ist nicht hinnehmbar.

Aufgrund Ihres Verhaltens mahnen wir Sie ausdrücklich ab und ersuchen Sie, sich zukünftig an Ihre Verpflichtungen aus dem Arbeitsvertrag zu halten.

Wir weisen darauf hin, dass wir uns im Falle einer nochmaligen Pflichtverletzung gezwungen sehen, weitere arbeitsrechtliche Konsequenzen zu ziehen und Ihr Arbeitsverhältnis zu kündigen.

Bitte bestätigen Sie den Empfang der Abmahnung auf der beigefügten Kopie. Sie geht als Bestandteil in die Personalakte ein.

Eine weitere Kopie wurde dem Personal-/Betriebsrat zugesandt.

12.4 Formulierungshilfe Kündigung

Sehr geehrter Herr/sehr geehrte Frau_____ (*Name*),

hiermit kündigen wir das zwischen uns bestehende Arbeitsverhältnis mit Wirkung zum _____ (*Datum*). Die Kündigung erfolgt wegen (Angabe des Grundes, bspw. dringende betriebliche Erfordernisse nach Kündigungsschutzgesetz, KSchG).

Der Personal-/Betriebsrat wurde ordnungsgemäß angehört. Seine Stellungnahme ist als Kopie beigefügt.

Zur Vermeidung der Minderung von Ansprüchen im Rahmen der Arbeitslosenunterstützung, ist es erforderlich, dass Sie sich unverzüglich persönlich bei der Agentur für Arbeit arbeitsuchend melden.

Wir bedauern diesen Schritt und wünschen Ihnen für Ihre berufliche und private Zukunft alles Gute.

12.5 Formulierungshilfe Arbeitszeugnis

Herr/Frau _____ (*Name*), geboren am _____ (*Datum*), war von _____ bis _____ (*Zeitraum*) bei uns beschäftigt. Anlässlich _____ (*Grund*) stellen wir ihm/ihr dieses Zeugnis aus.

Von _____ bis _____ (*Zeitraum*) war Herr/Frau _____ (*Name*) als _____ (*Funktion*) tätig. In dieser Position war er/sie für _____ _____ (*Verantwortungsbereich*) zuständig. Zu seinen/ihren Aufgaben zählten:

_____ (*Aufzählung*)

_____

Das Aufgabengebiet von Herrn/Frau _____
(Name) hat sich in dieser Zeit positiv/sehr positiv entwickelt und erfüllte/übertraf unsere Erwartungen (bei weitem). Neben guten/sehr guten fachlichen Kenntnissen halfen Herrn/Frau _____ *(Name)* sein/ihr kompetenter und sicherer Umgang mit Patienten und Kollegen. Er/Sie war im Patienten-/Kollegenkreis als engagierter/sehr engagierter, zuverlässiger Ansprechpartner anerkannt und geschätzt. Herr/Frau _____ *(Name)* hat die ihm/ihr gestellten Aufgaben stets zu unserer vollen/vollsten Zufriedenheit bewältigt.

Das Verhalten von Herrn/Frau _____ *(Name)* gegenüber Vorgesetzten war (jederzeit) korrekt und loyal. Die Zusammenarbeit mit Kollegen war gut/sehr gut und von (großer) Hilfsbereitschaft geprägt.

Zur beruflichen Weiterentwicklung verlässt Herr/Frau _____ *(Name)* unser Haus auf eigenen Wunsch. Wir bedauern dies sehr und danken ihm/ihr für seine/ihre erfolgreiche Zeit bei uns. Für seine/ihre private und berufliche Zukunft wünschen wir ihm/ihr alles Gute.

12.6 Gehaltstabellen im Gesundheitswesen

Entgelttabelle für Ärztinnen und Ärzte im Geltungsbereich des TV-Ärzte (Stand: 01.01.2012; Monatsbeträge in Euro bei 42 Wochenstunden)

Gruppe	Stufe 1	Stufe 2	Stufe 3	Stufe 4	Stufe 5
Ä1	4.032,05 im 1. Jahr	4.260,59 im 2. Jahr	4.423,82 im 3. Jahr	4.706,78 im 4. Jahr	5.044,14 ab dem 5. Jahr
Ä2	5.321,65 ab dem 1. Jahr	5.767,85 ab dem 4. Jahr	6.159,62 ab dem 7. Jahr	6.379,79 ab dem 10. Jahr	6.499,79 ab dem 13. Jahr
Ä3	6.665,67 ab dem 1. Jahr	7.057,45 ab dem 4. Jahr	7.617,90 ab dem 7. Jahr		
Ä4	7.841,01 ab dem 1. Jahr	8.401,46 ab dem 4. Jahr	8.847,66 ab dem 7. Jahr		

Quelle: Tarifgemeinschaft Deutscher Länder (TdL), TV-Ärzte Anlage B

Entgelttabelle für Ärztinnen und Ärzte im Geltungsbereich
des § 41 TV-L (Sonderregelungen für Ärztinnen und Ärzte an
Universitätskliniken; Stand: 01.01.2012; Monatsbeträge in Euro bei
42 Wochenstunden)

Gruppe	Stufe 1	Stufe 2	Stufe 3	Stufe 4	Stufe 5
Ä1	4.054,47 im 1. Jahr	4.280,87 im 2. Jahr	4.442,59 im 3. Jahr	4.722,89 im 4. Jahr	5.057,11 ab dem 5. Jahr
Ä2	5.332,01 ab dem 1. Jahr	5.774,03 ab dem 4. Jahr	6.162,15 ab dem 7. Jahr		
Ä3	6.663,47 ab dem 1. Jahr	7.051,58 ab dem 4. Jahr	7.606,80 ab dem 7. Jahr		
Ä4	7.827,82 ab dem 1. Jahr	8.383,03 ab dem 4. Jahr	8.825,05 ab dem 7. Jahr		

Quelle: Tarifgemeinschaft Deutscher Länder (TdL), TV-L Anlage D

Entgelttabelle für Pflegekräfte nach TV-L (Stand: 01.01.2012)

Gruppe KR	Grundentgelt		Entwicklungsstufen			
	1	2	3	4	5	6
12a			3.612,45	4.000,57	4.501,88	
11b				3.612,45	4.097,60	
11a			3.278,25	3.612,45	4.097,60	
10a			3.170,43	3.391,45	3.811,91	
9d			3.089,58	3.369,89	3.590,89	
9c			3.003,33	3.213,56	3.413,00	
9b			2.733,81	3.089,58	3.213,56	
9a			2.733,81	2.830,84	3.003,33	
8a	2.281,00	2.426,55	2.545,13	2.647,56	2.830,84	3.003,33
7a	2.113,90	2.281,00	2.426,55	2.647,56	2.760,76	2.873,95
4a	1.892,90	2.038,44	2.173,19	2.453,50	2.523,58	2.658,34
3a	1.812,03	2.006,09	2.059,99	2.146,24	2.216,32	2.372,64

In den Entgeltgruppen KR 11b und KR 12a erhöht sich der Tabellenwert nach 5 Jahren in Stufe 5 um 221,87 Euro

Quelle: Tarifgemeinschaft Deutscher Länder (TdL), TV-L Anlage C

Entgelttabelle für die Entgeltgruppen 1 bis 15 nach TV-L (Stand: 01.01.2012)

Gruppe	Grundentgelt		Entwicklungsstufen			
	1	2	3	4	5	6
15	3.817,29	4.232,36	4.388,68	4.943,91	5.364,37	
14	3.456,14	3.833,46	4.054,47	4.388,68	4.900,78	
13	3.186,61	3.536,99	3.725,66	4.092,21	4.598,91	
12	2.857,79	3.170,43	3.612,45	4.000,57	4.501,88	
11	2.760,76	3.057,24	3.278,25	3.612,45	4.097,60	
10	2.658,34	2.949,43	3.170,43	3.391,45	3.811,91	
9[a]	2.351,08	2.604,42	2.733,81	3.089,58	3.369,89 [b]	
8	2.200,15	2.437,33	2.545,13	2.647,56	2.760,76	2.830,84[c]
7	2.059,99[d]	2.281,00	2.426,55	2.534,36	2.620,61	2.696,06
6	2.022,26	2.237,88	2.345,69	2.453,50	2.523,58	2.599,04[e]
5	1.936,01	2.140,85	2.248,67	2.351,08	2.431,94	2.485,84
4	1.838,98[f]	2.038,44	2.173,19	2.248,67	2.324,13	2.372,64
3	1.812,03	2.006,09	2.059,99	2.146,24	2.216,32	2.275,61
2	1.671,88	1.849,76	1.903,67	1.957,57	2.081,56	2.210,93
1	Je 4 Jahre	1.488,60	1.515,55	1.547,89	1.580,24	1.661,10

Für Beschäftigte im Pflegedienst, die unter § 43 fallen (Sonderregelungen für die nichtärztlichen Beschäftigten in Universitätskliniken und Krankenhäusern.):

[a] s. folgende Tabelle; [b] 3.590,89; [c] 2.873,95; [d] 2.113,90; [e] 2.658,34; [f] 1.892,90

Quelle: Tarifgemeinschaft Deutscher Länder (TdL), TV-L Anlage B

E 9b	3	4	5	6
	2.830,84	3.003,33	3.213,56	3.413,00

Entgelttabelle nach TVöD VKA

Kr-Anwendungstabelle (Geltungsbereich §40 BT-K bzw. §40 BT-B; Stand: 01.08.2013)

EG	1	2	3	4	5	6
12a			3.750,55	4.154,47	4.673,78	4.904,58
11b				3.750,55	4.252,55	4.483,36
11a			3.404,35	3.750,55	4.252,55	
10a			3.288,95	3.519,77	3.958,28	
9d			3.208,16	3.496,68	3.727,47	
9c			3.115,86	3.335,12	3.542,83	
9b			2.838,89	3.208,16	3.335,12	
9a			2.838,89	2.936,98	3.115,86	
8a	2.365,73	2.515,75	2.642,71	2.746,57	2.936,98	3.115,86
7a	2.192,64	2.365,73	2.515,75	2.746,57	2.861,96	2.980,84
4a	1.964,13	2.111,86	2.250,33	2.544,61	2.619,63	2.758,09
3a	1.875,29	2.077,22	2.134,95	2.227,26	2.296,51	2.459,20

Quelle: ver.di, Entgelttabellen Besondere Teile des TVöD, TVÜ-VKA Anlage 4

Entgelttabelle nach TVöD VKA

Ärztinnen und Ärzte (Stand: 01.08.2013)

Gruppe	Grundentgelt	Entwicklungsstufen			
	1	2	3	4	5
II	5.019,12	5.538,35	5.999,87	6.519,10	
I	3.980,68	4.292,22	4.499,90	4.672,99	4.788,36

Quelle: ver.di, Entgelttabellen Besondere Teile des TVöD, Anlage C zu §52 Abs. 2 BT-K

Gehaltstarifvertrag der Arbeitsgemeinschaft zur Regelung der Arbeitsbedingungen der Arzthelferinnen/Medizinischen Fachangestellten und dem Verband medizinischer Fachberufe e.V. für Medizinische Fachangestellte/Arzthelferinnen (Stand: 01.04.2012)

Berufsjahr	Tätigkeitsgruppe I	Tätigkeitsgruppe II	Tätigkeitsgruppe III	Tätigkeitsgruppe IV
1. – 3.	1.538	1.615		
4. – 6.	1.641	1.723	1.805	1.970
7. – 10.	1.755	1.843	1.931	2.107
11. – 16.	1.857	1.950	2.043	2.229
17. – 22.	1.977	2.076	2.174	2.372
23. – 29.	2.097	2.202	2.307	2.517
ab dem 30.	2.221	2.332	2.443	2.665

Quelle: Verband medizinischer Fachberufe e.V.

Vergütungstarifvertrag für Zahnmedizinische Fachangestellte/
Zahnarzthelferinnen in Hamburg, Hessen, Landesteil Westfalen-
Lippe, Saarland zwischen der Arbeitsgemeinschaft zur Regelung
der Arbeitsbedingungen der Zahnmedizinischen Fachangestellten/
Zahnarzthelferinnen, und dem Verband medizinischer Fachberufe
e.V. (Stand: 01.07.2011)

Berufsjahr	Tätigkeits- gruppe I	Tätigkeits- gruppe II	Tätigkeits- gruppe III	Tätigkeits- gruppe IV
1. – 2.	1.523,00	1.675,50	1.904,00	1.980,00
3. – 4.	1.615,00	1.777,00	2.019,00	2.100,00
5. – 6.	1.647,00	1.812,00	2.059,00	2.141,50
7. – 8.	1.750,50	1.926,00	2.188,50	2.276,00
9. – 10.	1.817,00	1.999,00	2.271,50	2.362,50
11. – 12.	1.847,50	2.032,50	2.309,50	2.402,00
13. – 15.	1.877,50	2.065,50	2.347,00	2.441,00
16. – 18.	1.951,00	2.146,50	2.439,00	2.536,50
19. – 21.	2.011,50	2.213,00	2.514,50	2.615,00
22. – 24.	2.085,00	2.294,00	2.606,50	2.710,50
zuzüglich[a]	46,00	51,00	58,00	60,00

[a] je zwei weitere Berufsjahre mehr

Quelle: Verband medizinischer Fachberufe e.V.

12.7 Ausbildungsberufe im Gesundheitswesen

- Altenpflegehelfer/Altenpflegehelferin
- Altenpfleger/Altenpflegerin
- Diätassistent/Diätassistentin
- Entbindungspfleger/Hebamme
- Ergotherapeut/Ergotherapeutin
- Gesundheits- und Krankenpfleger/Gesundheits- und Krankenpflegerin
- Gesundheits- und Kinderkrankenpfleger/Gesundheits- und Kinderkrankenpflegerin
- Krankenpflegehelfer/Krankenpflegehelferin
- Logopäde/Logopädin
- Masseur und medizinischer Bademeister/Masseurin und medizinische Bademeisterin
- Medizinischer Dokumentationsassistent/Medizinische Dokumentationsassistentin
- Medizinischer Fachangestellter/Medizinische Fachangestellte
- Medizinisch-technischer Assistent/Medizinisch-technische Assistentin
- Medizinisch-technischer Assistent für Funktionsdiagnostik/Medizinisch-technische Assistentin für Funktionsdiagnostik
- Medizinisch-technischer Laboratoriumsassistent/Medizinisch-technische Laboratoriumsassistentin
- Medizinisch-technischer Radiologieassistent/Medizinisch-technische Radiologieassistentin
- Orthoptist/Orthoptistin

- Pharmazeutisch-techn. Assistent/Pharmazeutisch-techn. Assistentin
- Physiotherapeut/Physiotherapeutin
- Podologe/Podologin
- Rettungsassistent/Rettungsassistentin
- Zahnmedizinischer Fachangestellter/Zahnmedizinische Fachangestellte

Quelle: Bundesministerium für Bildung und Forschung (Berufsbildungsbericht 2008)

12.8 Gestaltungshilfe Patientenfragebogen

	besonders gut	gerade richtig	schlecht
Wie empfanden Sie Ihre Aufnahme?			
Wie war der Umgang unseres Personals mit Ihnen?			
Wie war die medizinische Behandlung?			
Wurden Sie ausreichend über die geplanten Maßnahmen informiert?			
Fühlten Sie sich gründlich untersucht?			
Wie gefallen Ihnen unsere Räumlichkeiten?			

	besonders gut	gerade richtig	schlecht
Finden Sie unsere Abläufe gut organisiert?			
Wie beurteilen Sie Hygiene und Sauberkeit?			
Sind wir gut für Sie erreichbar?			
Wie empfanden Sie Ihren Aufenthalt bei uns?			

Was können wir noch verbessern?

12.9 Gestaltungshilfe Qualitätsmanagementhandbuch

Aktualisierungsstand des Handbuchs und Versionshinweis	
Einleitung und allgemeine Informationen	
Leitung der Einrichtung	
Träger der Einrichtung	
Einrichtungsbeschreibung	Aufgabenstellung
	Leitbild
	Qualitätspolitik und -ziele
	Aufgabenbereiche und Organisationstruktur
Qualitätsmanagement	Allgemeine Systembeschreibung
	Organisation
	Dokumentation
	Interne und externe Auditierung
	Ermittlung der Patienten- und Mitarbeiterzufriedenheit
	QM-Weiterbildung
Ressourcen	Personal
	Wirtschaft und Finanzen
	Infrastruktur
	Information und Kommunikation

Managementprozesse	Ziel- und Strategienbildung
	Risikomanagement
	Sicherheitsorganisation
	Fehlermanagement
	Beschwerdemanagement
Patientenbezogene Prozesse	Behandlungsmodelle
	Aufnahme
	Diagnostik
	Therapie
	Medikamentation
	Visitenorganisation
	Entlassung
Unterstützende Prozesse	Hygieneorganisation
	Medizingeräteorganisation
	Beschaffung
	Verpflegung
	Reinigung
	Entsorgung
	Haustechnik
	Hauswirtschaft
	Allgemeine Serviceleistungen
Übersichten	Organigramme
	Listen
	Verzeichnisse
	Dienst- und Arbeitsanweisungen
	Dienstpläne

12.10 Gestaltungshilfe Medizinproduktebuch

Bestandsübersicht	Laufende Nummer
	Bezeichnung
	Seriennummer
	Geräte-/Modelltyp
	Hersteller/Lieferant
	Standort
	Organisatorische Zuordnung
	Kontrollfristen
Allgemeine Angaben	Betreiberanschrift
	Produktbezeichnung
	Produktbeauftragter/Ansprechpartner
Produktbeschreibung	Gerätetyp/Modell
	Seriennummer
	Standort
	Organisatorische Zuordnung
	Hersteller/Lieferant
	Technische Daten
	Anschaffungsjahr
	Sicherheitsrelevante Messwerte
	Kontrollvorgaben
Inbetriebnahme	Beauftragung des Produkt-verantwortlichen
	Zulassungsbescheinigungen
	Gebrauchsanweisungen
	Kontrollfristenfestlegung
	Funktionsüberprüfung

	Übergabeprotokoll
	Einweisungsdurchführung
Vorkommnisse und Funktionsstörungen	Zeitpunkt
	Ursache/Art
	Feststellende Person
	Folgen
	Eingeleitete Maßnahmen
	Meldungen an BfArM
Sicherheits-/ Messtechnische Kontrollen	Durchführender
	Zeitpunkt
	Ergebnis
	Prüfprotokollverweis
	Datum der Folgekontrolle
Instandhaltung	Wartungsverträge
	Instandhaltungsintervalle
	Betriebsstunden
	Durchgeführte Instandhaltungsmaßnahmen

12.11 Gestaltungshilfe Hygieneplan

Was?	Wie?	Wann?	Wer?
A. Händehygiene			
Reinigung			
Desinfektion			
Chirurgische Desinfektion			
B. Flächenhygiene			
Arbeitsflächen			
Liegen			
Boden			
C. Instrumente			
Reinigung			
Desinfektion			
Sterilisation			
Kennzeichnung			
Aufbewahrung			
D. Patientenbereiche			
Toiletten			
Waschbecken			
E. Entsorgung			
Arzneimittel			
Chemikalien			

Was?		Wie?	Wann?	Wer?
Infektiöse/nichtinfekt. Abfälle				
Spitze/scharfe Gegenstände				
Körperteile und Organe				

12.12 Planungshilfe Sommerferien 2013–2017

Land	2013	2014	2015	2016	2017
BW	25.07.–07.09.	31.07.–13.09.	30.07.–12.09.	28.07.–10.09.	27.07.–09.09.
BY	31.07.–11.09.	30.07.–15.09.	01.08.–14.09.	30.07.–12.09.	29.07.–11.09.
BE	20.06.–02.08.	10.07.–22.08.	16.07.–28.08.	21.07.–02.09.	20.07.–01.09.
BB	20.06.–03.08.	10.07.–22.08.	16.07.–29.08.	21.07.–03.09.	20.07.–02.09.
HB	27.06.–07.08.	31.07.–10.09.	23.07.–02.09.	23.06.–03.08.	22.06.–02.08.
HH	20.06.–31.07.	10.07.–20.08.	16.07.–26.08.	21.07.–31.08.	20.07.–30.08
HE	08.07.–16.08.	28.07.–05.09.	27.07.–04.09.	18.07.–26.08.	03.07.–11.08.
MV	22.06.–03.08.	14.07.–23.08.	20.07.–29.08.	25.07.–03.09.	24.07.–02.09.
NI	27.06.–07.08	31.07.–10.09.	23.07.–02.09.	23.06.–03.08.	22.06.–02.08.

Land	2013	2014	2015	2016	2017
NW	22.07.– 03.09.	07.07.– 19.08.	29.06.– 11.08.	11.07.– 23.08.	17.07.– 29.08.
RP	08.07.– 16.08.	28.07.– 05.09.	27.07.– 04.09.	18.07.– 26.08.	03.07.– 11.08.
SL	08.07.– 17.08.	28.07.– 06.09.	27.07.– 05.09.	18.07.– 27.08.	03.07.– 14.08.
SN	15.07.– 23.08.	21.07.– 29.08.	13.07.– 21.08.	27.06.– 05.08.	26.06.– 04.08.
ST	15.07.– 28.08.	21.07.– 03.09.	13.07.– 26.08.	27.06.– 10.08.	26.06.– 09.08.
SH	24.06.– 03.08.	14.07.– 23.08.	20.07.– 29.08.	25.07.– 03.09.	24.07.– 02.09.
TH	15.07.– 23.08.	21.07.– 29.08.	13.07.– 21.08.	27.06.– 10.08.	26.06.– 09.08.

Quelle: Sekretariat der Ständigen Konferenz der Kultusminister der Länder in der Bundesrepublik Deutschland; Stand: Januar 2012

Sachwortverzeichnis

Sachwortverzeichnis

Sachwortverzeichnis

Sachwortverzeichnis